Vor knapp drei Jahrzehnten fasste der Osteopath L. H. Jones einen Teil seiner diagnostischen und therapeutischen Erfahrungen bei Funktionsbeeinträchtigung am Bewegungssystem des Menschen zusammen und veröffentlichte sie in einem Buch mit dem Titel „Strain-Counterstrain" (1995).

**Seine Grundidee dabei war scheinbar einfach: Sie beruhte auf der Erfahrung, dass jeder Mensch in der Lage ist, einem Schmerz im Bewegungssystem durch eine bestimmte Körperposition weitgehend entgegenzuwirken.**

Davon abgeleitet fand und beschrieb er spannungsvermehrte Zonen an der Körperoberfläche, die er empirisch bestimmten Bewegungsabschnitten von Rumpf und Extremitäten zuordnen konnte.

Er nannte diese spannungsvermehrten Zonen „Tenderpoints" und nutzte sie in zweifacher Hinsicht: Einmal galten sie ihm als Hinweis auf eine meist schmerzhafte Funktionsbeeinträchtigung am Bewegungssystem, auf eine somatische Dysfunktion. Zum anderen leitete er von ihnen die Möglichkeit einer wirksamen Behandlung ab.

Die von Jones vorgeschlagene Behandlung arbeitet mit einer dreidimensionalen passiven, also vom Behandler geführten Lagerung des zum Tenderpoint gehörenden Körperabschnitts. Diese Positionierung wird in ihrer Wirksamkeit über Spannungsabfall am Tenderpoint beurteilt und gelenkt.

Nach Jones haben sich zahlreiche osteopathisch arbeitende Ärzte und Physiotherapeuten von der Wirksamkeit dieser Techniken überzeugen können. Allerdings erfordern sie in der Anwendung Zeit, sehr viel Zeit! So nutzten die Autoren Anregungen aus der Literatur und schufen ein Element zusätzlicher Bahnung, was durch Zeitverkürzung der Techniken ihre mühelose Integration in den heutigen Klinikalltag ermöglicht.

Das vorliegende Flipchart zeigt komprimiert auf einen Blick mit sofort umsetzbaren Bildern die Beeinflussung von Funktionsstörungen in wesentlichen Regionen des Bewegungssystems.

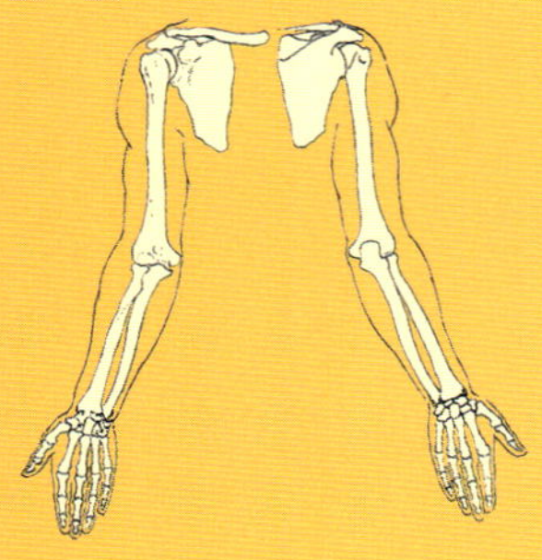

# Behandlung Handgelenk

**Tenderpunkt** über Handwurzel dorsal

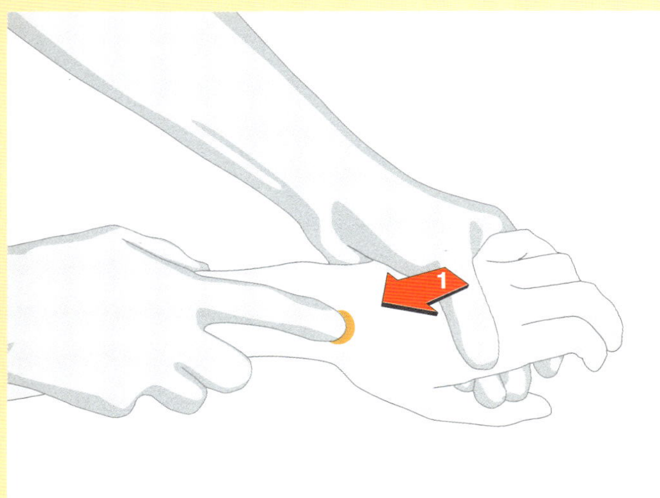


**Patient**

› sitzt, Unterarm aufgelegt, Punkt oben

**Behandler**

› körpernahe Hand am Unterarm, Fingerkontakt am Tenderpunkt

› körperferne Hand umgreift Mittelhand

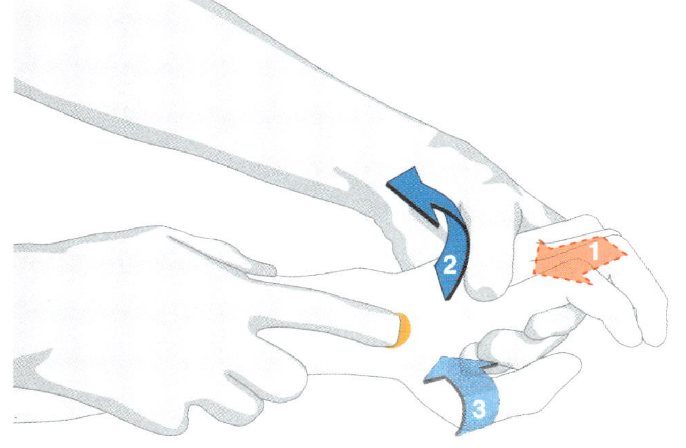


1 unter Tenderpunktkontakt Kompression auf Punkt zu

2 Dorsalextension

3 gegebenenfalls in Kombination mit Pronation (Hand „in den Tenderpunkt hinein falten")

**Positionierungszeit** 10 Sekunden

**Rückführzeit** 10 Sekunden

**Kompression zuletzt auflösen**

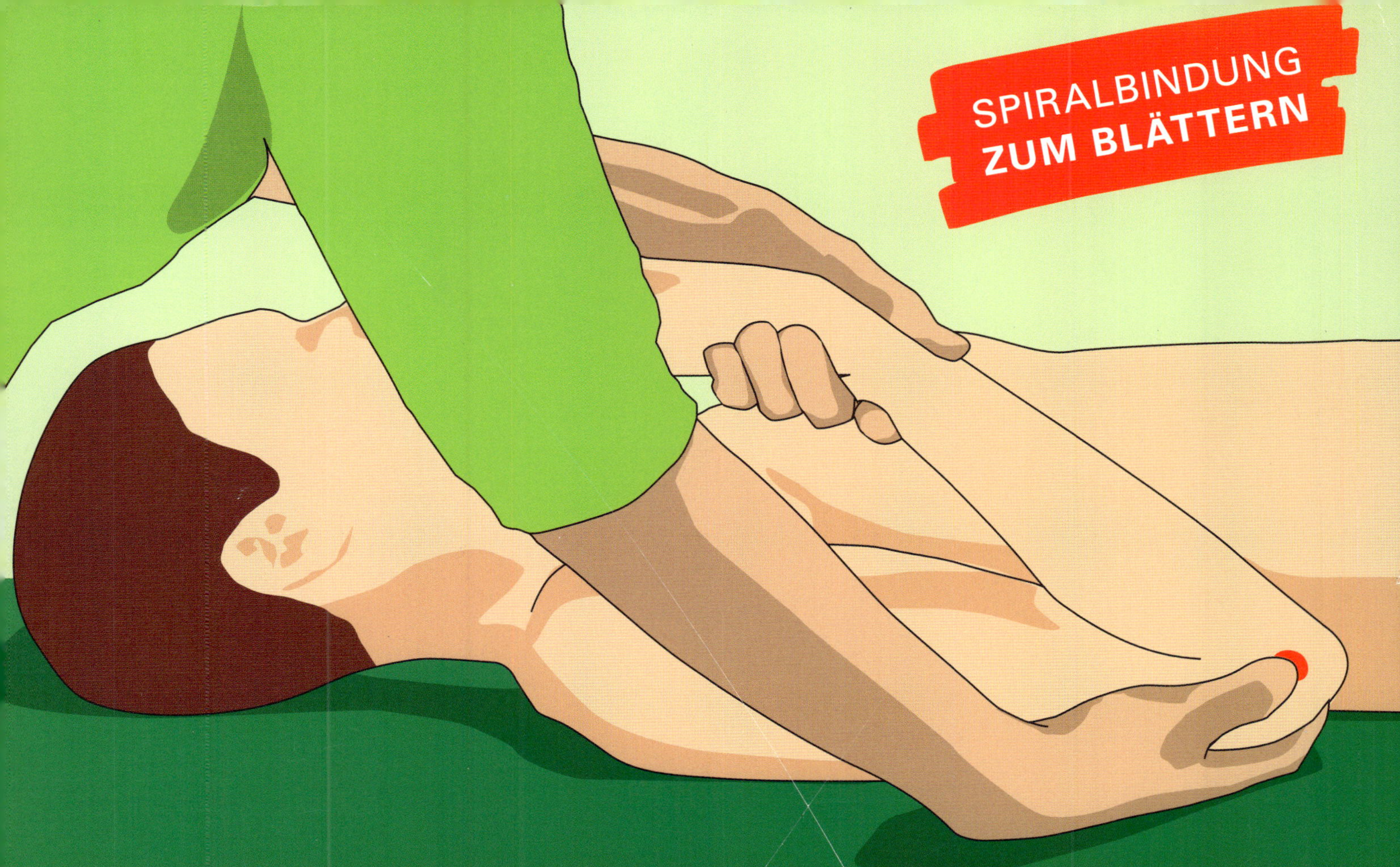


Joachim Buchmann Marina Heidrich
Birgit Röper-Krejza

# Flipchart Positionierung – einfach, schnell und sicher

## Bei Funktionsstörungen des Bewegungssystems

KIENER

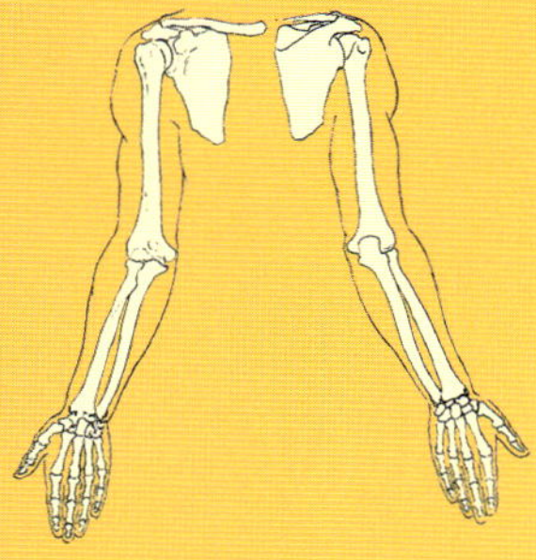

# Behandlung Handgelenk

**Tenderpunkt** über Handwurzel palmar

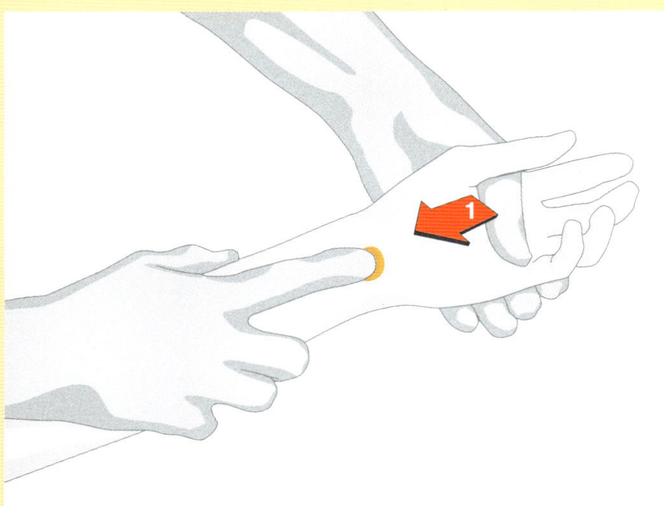


**Patient**

› sitzt, Unterarm aufgelegt, Punkt oben

**Behandler**

› körpernahe Hand am Unterarm, Fingerkontakt am Tenderpunkt
› körperferne Hand umgreift Mittelhand

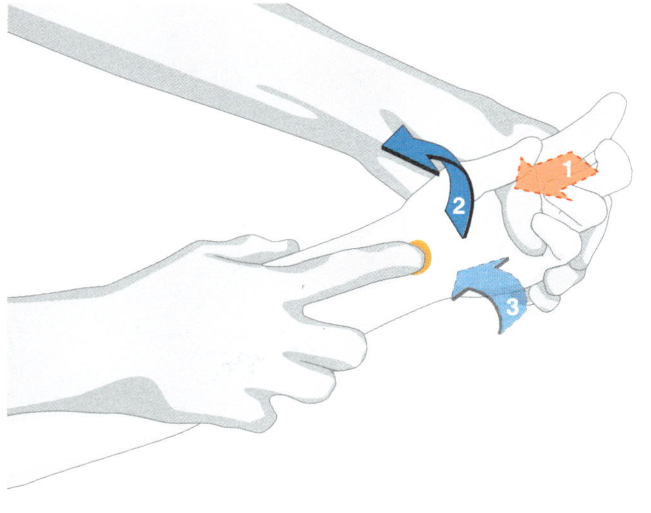


1 unter Tenderpunktkontakt Kompression auf Punkt zu

2 Palmarflektion

3 gegebenenfalls in Kombination mit Supination (Hand „in den Tenderpunkt hinein falten")

**Positionierungszeit** 10 Sekunden

**Rückführzeit** 10 Sekunden

**Kompression zuletzt auflösen**

# Inhalt


0 / C1 (Okziput-Atlas) ... 1
C1/C2 ... 2
HWS unterhalb der Kopfgelenke ... 3
Th 1–4 bei posterioren Tenderpunkten ... 4
Th 5–8 bei posterioren Tenderpunkten ... 5
Th 9–12 bei posterioren Tenderpunkten ... 6
Th 1–6 bei anterioren Tenderpunkten ... 7
Th 7–9 bei anterioren Tenderpunkten ... 8
Th 10–11 bei anterioren Tenderpunkten ... 9
Th 12 bei anteriorem Tenderpunkt ... 10
Rippen 2–12 bei posterioren Tenderpunkten (Inspiration) ... 11
Rippen 3–11 bei anterioren Tenderpunkten (Exspiration) ... 12
1. Rippe in Inspiration ... 13
1. und 2. Rippe in Exspiration ... 14
L1 – L3 bei posterioren Tenderpunkten ... 15
L4 und L5 bei posterioren Tenderpunkten ... 16
L1–L5 bei anterioren Tenderpunkten ... 17
Iliosakralgelenk, oberer Gelenkabschnitt ... 18
Iliosakralgelenk, unterer Gelenkabschnitt ... 19

*M. psoas* ... 20
*M. iliacus* ... 21
*Trochanter minor* ... 22
*Mm. adductor longus* und *brevis* ... 23
*M. piriformis* ... 24
*Tractus iliotibialis* ... 25
Innenmeniskus ... 26
Außenmeniskus ... 27
*Pes anserinus* ... 28
*Ligamentum patellae* ... 29
Proximale tibiofibulare Verbindung ... 30
Mobilisation distale tibiofibulare Verbindung ... 31
Kalkaneus in Valgusdysfunktion ... 32
Kalkaneus in Varusdysfunktion ... 33
„Fersenspornsyndrom" ... 34
Mittelfußköpfchen ... 35

Schultereckgelenk ... 36
*Bursa subdeltoideoacromialis* ... 37
Radiale Epikondylopathie des Humerus ... 38
Ulnare Epikondylopathie des Humerus ... 39
Handgelenk ... 40
Handgelenk ... 41



**Bibliografische Information**
Diese Publikation ist in der Deutschen Nationalbibliothek verzeichnet. Detaillierte bibliografische Angaben sind unter www.dnb.de abrufbar.

Buchmann, Heidrich, Röper-Kreijza:
**Flipchart Positionierung – einfach, schnell und sicher**
Bei Funktionsstörungen des Bewegungssystems
ISBN 978-3-948442-09-5





Lektorat: Christl Kiener, München
Zeichnungen: Ines Heidner, Dresden; Juliane Heidrich, Dresden; anatomische Zeichnungen: Henriette Rintelen, Velbert, Beschreibende und funktionelle Anatomie (Tittel)
Satz/Herstellung: Kadja Gericke, Herrenberg
Umschlaggestaltung: SpieszDesign, Neu-Ulm
Druck und Bindung: Drukarnia Dimograf Sp. z o.o., Bielsko-Biała/Polen


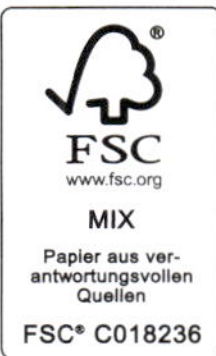



www.kiener-verlag.de

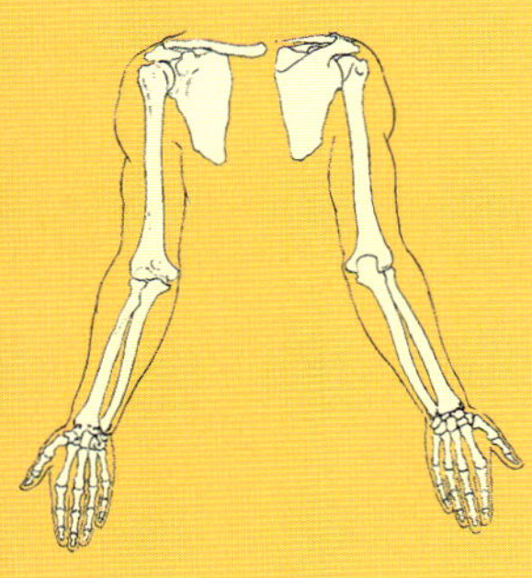

# Behandlung ulnare Epikondylopathie des Humerus

**Tenderpunkt** am ulnaren Epikondylus

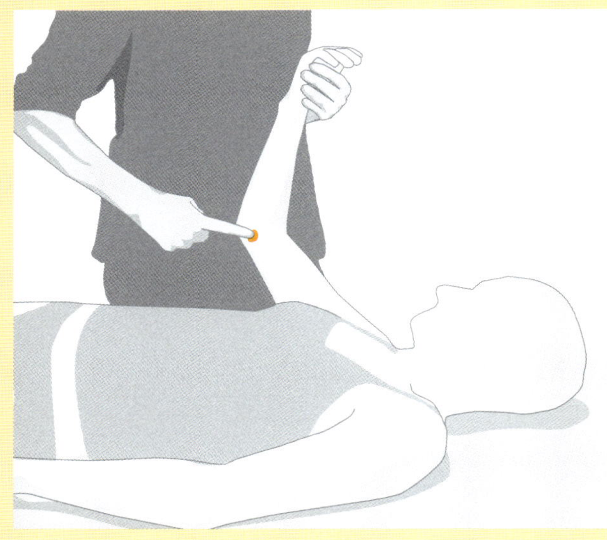

**Patient**
- in Rückenlage

**Behandler**
- steht am Kopfende
- bankferne Hand umgreift gebeugten Patientenellenbogen, Langfingerkontakt am Tenderpunkt
- freie Hand umgreift Patientenhand und distalen Unterarm von palmar

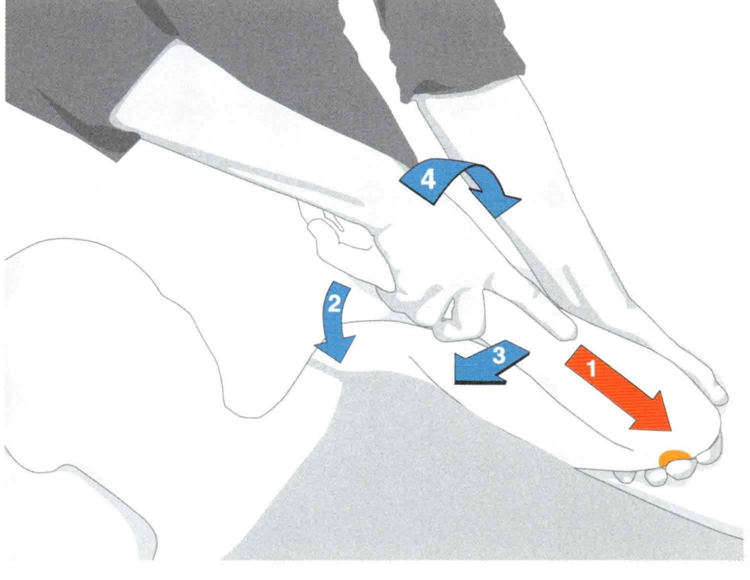


1 Kompression in Unterarmlängsachse

2 maximale Ellenbogenflexion

3 Unterarmadduktion („O-Arm")

4 Pronation

**Positionierungszeit 20 Sekunden**

**Rückführzeit** 10 Sekunden

**Kompression** ab 90° Beugung auflösen

**Beispiele klinischer Bezüge:**
- „Tennisellenbogen" am radialen Epikondylus
- „Golferarm" am ulnaren Epikondylus

# Behandlung 0 / C1 (Okziput-Atlas)

**Tenderpunkt** Okzipitalschuppe, zwei Querfinger hinter Mastoid

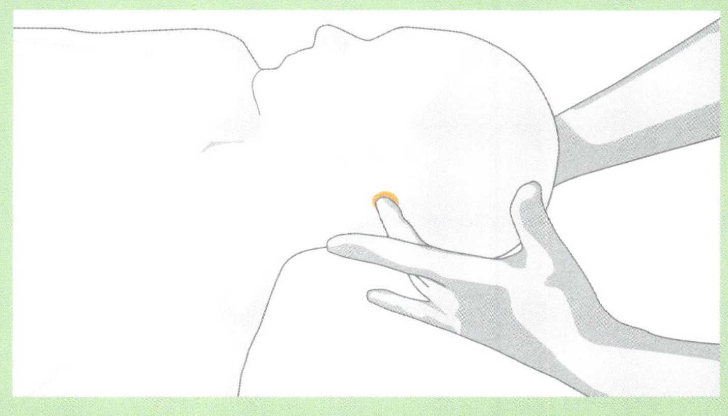

**Patient**
- in Rückenlage, Gesicht waagerecht

**Behandler**
- sitzt kopfseitig
- Mittelfingerkontakt am Tenderpunkt

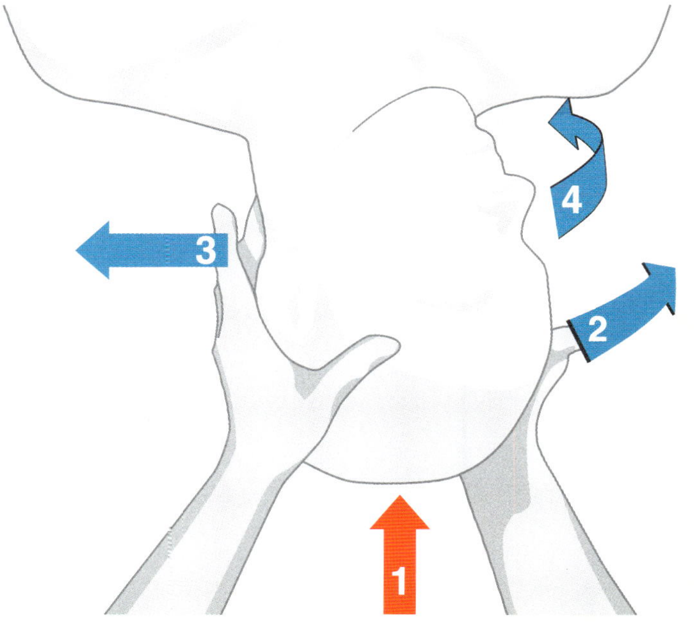


1 Kompression in Kopflängsachse

2 Seitneigung vom Punkt weg

3 Translation zum Punkt hin

4 Rotation vom Punkt weg

**Positionierungszeit** 10 Sekunden

**Rückführzeit** 10 Sekunden

**Kompression zuletzt auflösen**

**Beispiele klinischer Bezüge:**
- Beginn absteigender Störketten (KISS-Symptomatik)
- Kopfschmerz
- Schwindel
- Tinnitus

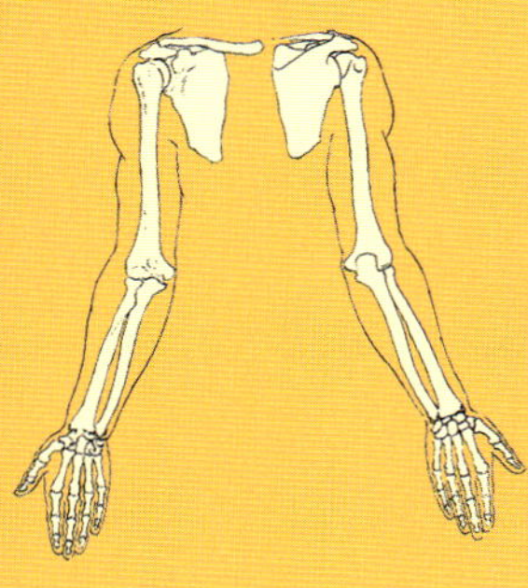

# Behandlung radiale Epikondylopathie des Humerus

**Tenderpunkt** am radialen Epikondylus

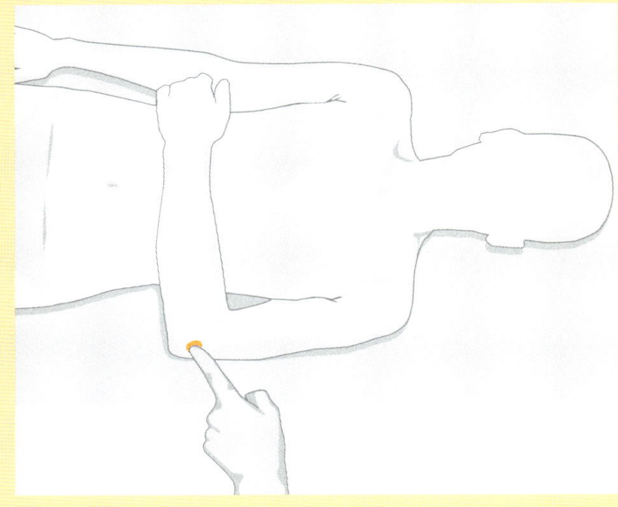

**Patient**

› in Rückenlage

**Behandler**

› steht am Kopfende
› bankferne Hand umgreift gebeugten Patientenellenbogen, Daumenkontakt am Tenderpunkt
› freie Hand umgreift Handrücken und distalen Unterarm von dorsal

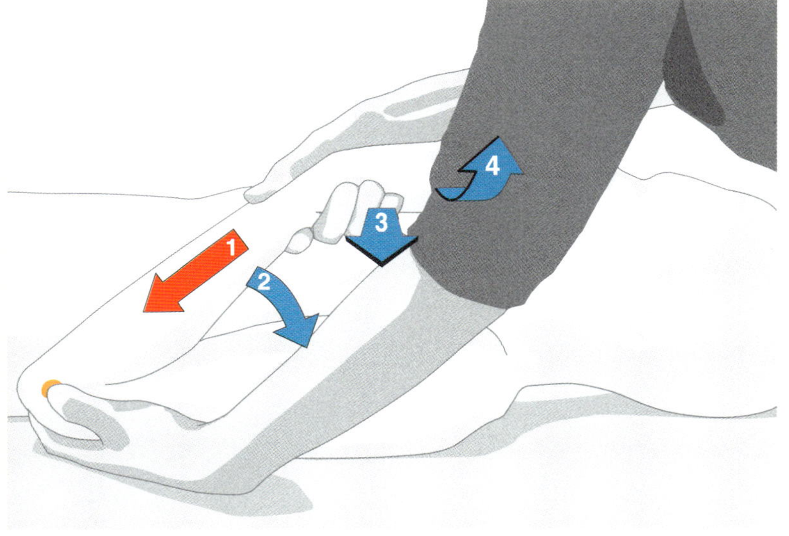


1 Kompression in Unterarmlängsachse

2 maximale Ellenbogenflexion

3 Unterarmabduktion („X-Arm")

4 Supination

**Positionierungszeit 20 Sekunden**

**Rückführzeit** 10 Sekunden

**Kompression** ab 90° Beugung auflösen

# Behandlung C 1/C 2

**Tenderpunkt** über Atlasquerfortsatz

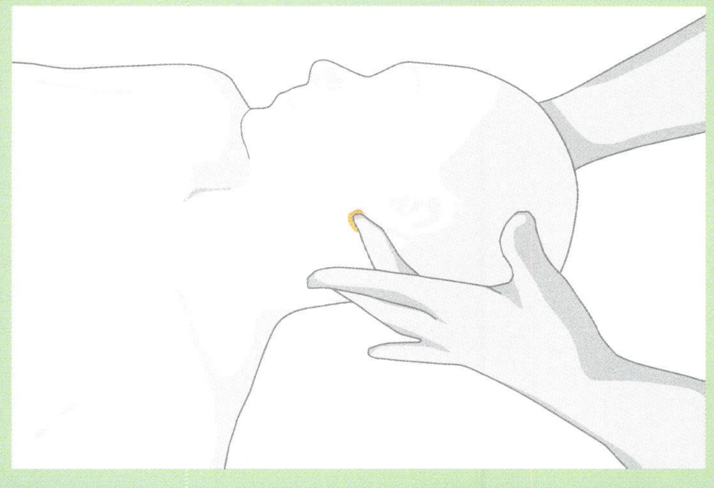

**Patient**
- in Rückenlage, Gesicht waagerecht

**Behandler**
- sitzt kopfseitig
- Mittelfingerkontakt am Tenderpunkt

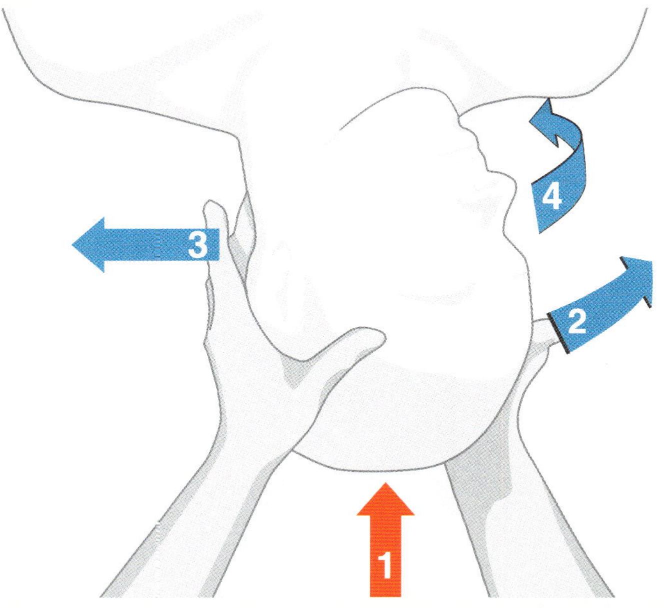


1 Kompression in Kopflängsachse

2 Seitnicken vom Punkt weg

3 Translation zum Punkt hin

4 Rotation vom Punkt weg

**Positionierungszeit** 10 Sekunden

**Rückführzeit** 10 Sekunden

**Kompression zuletzt auflösen**

**Beispiele klinischer Bezüge:**
- oft Endpunkt aufsteigender Störketten, auch aus Schiefebenen resultierend

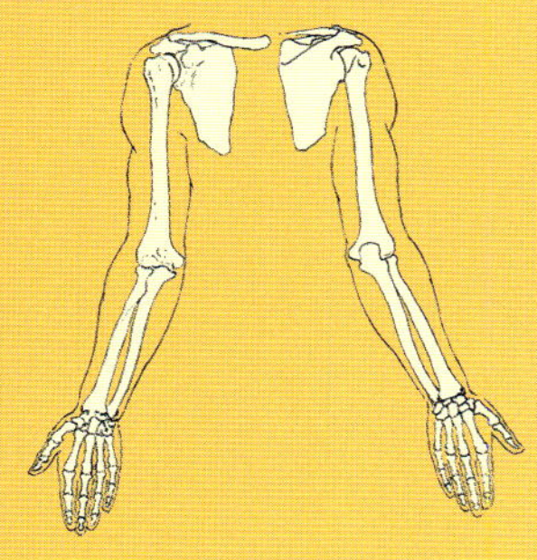

# Behandlung
## *Bursa subdeltoideoacromialis*

**Tenderpunkt** lateral des Akromions

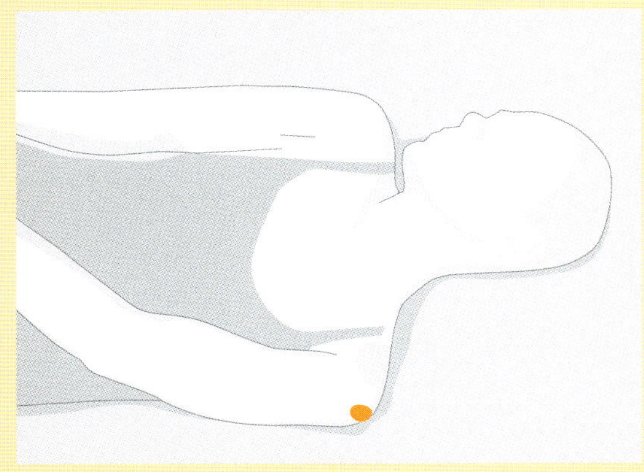

**Patient**
- sitzt

**Behandler**
- steht hinter dem Patienten
- Langfingerkontakt am Tenderpunkt
- gegenseitige Hand führt proximalen Unterarm

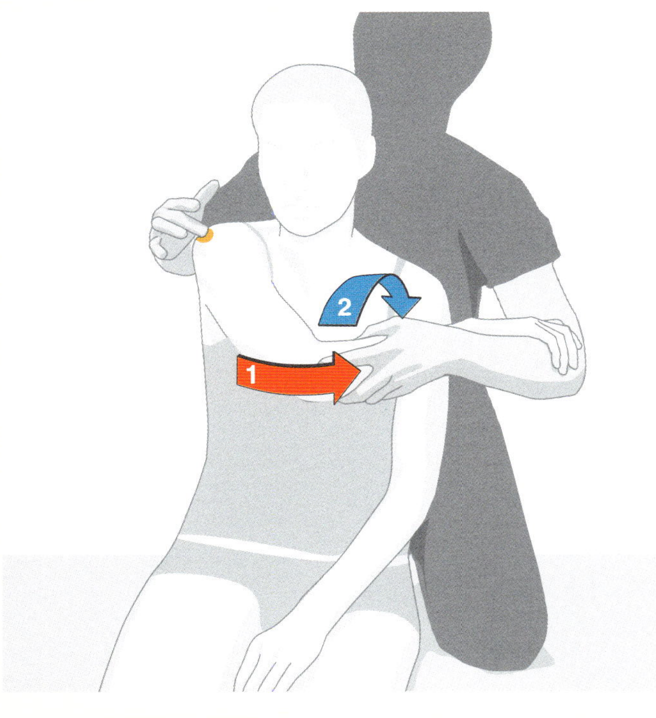


1 Adduktion bei Horizontalflexion (Armzug)

2 Innenrotation

**Positionierungszeit** 10 Sekunden

**Rückführzeit** 10 Sekunden

**Armzug zuletzt auflösen**

**Beispiele klinischer Bezüge:**
- Bursitis subdeltoideoacromialis

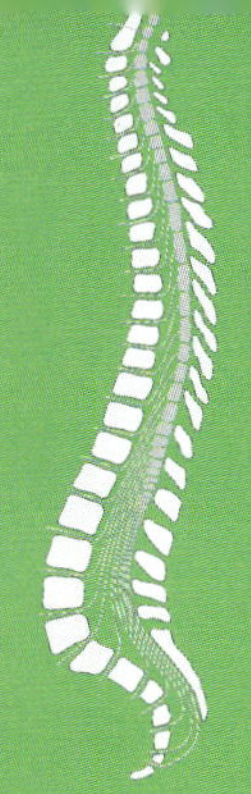



# Behandlung HWS unterhalb der Kopfgelenke

**Tenderpunkt** über Intervertebralgelenken

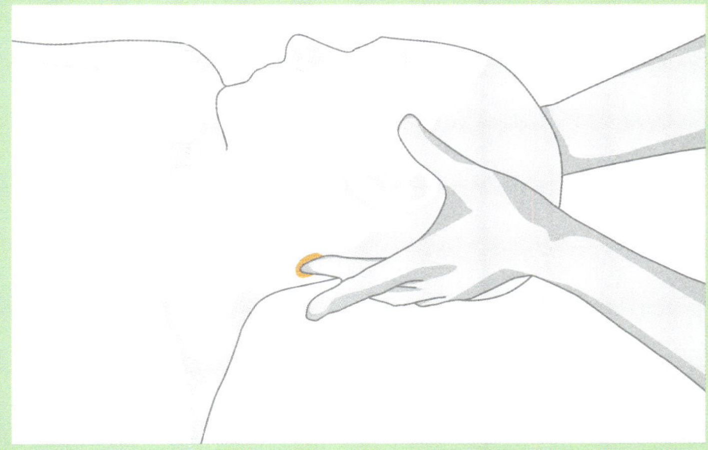

**Patient**
- in Rückenlage, Gesicht waagerecht

**Behandler**
- sitzt kopfseitig
- Mittelfingerkontakt am Tenderpunkt

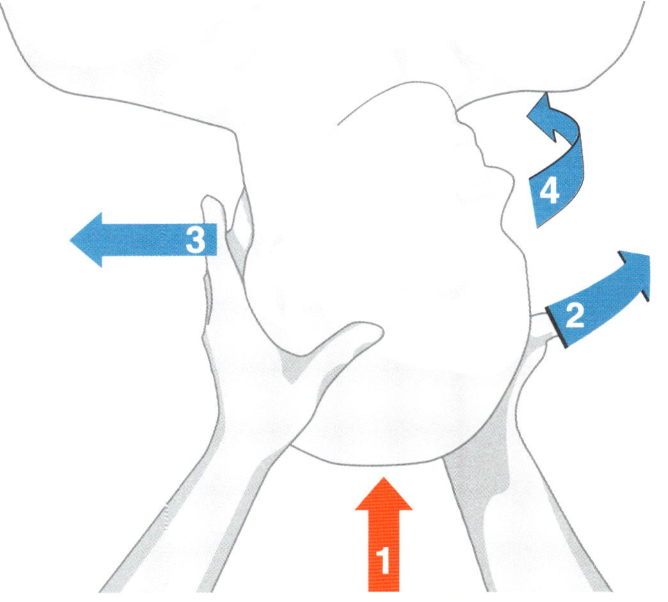


1 Kompression in Kopflängsachse

2 Seitneigung vom Punkt weg

3 Translation zum Punkt hin

4 Rotation vom Punkt weg

**Positionierungszeit** 10 Sekunden

**Rückführzeit** 10 Sekunden

**Kompression zuletzt auflösen**

**Beispiele klinischer Bezüge:**
- mittlere HWS: Bewegungsstörungen von Bauchorganen mit Zwerchfellbeeinträchtigung
- untere HWS: diskogene Störungen mit Segmentbezug

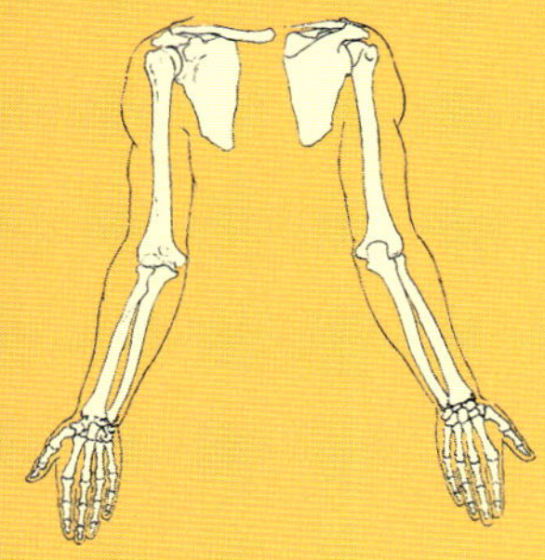

# Behandlung Schultereckgelenk

**Tenderpunkt** vorderer Gelenkspalt Akromioklavikulargelenk

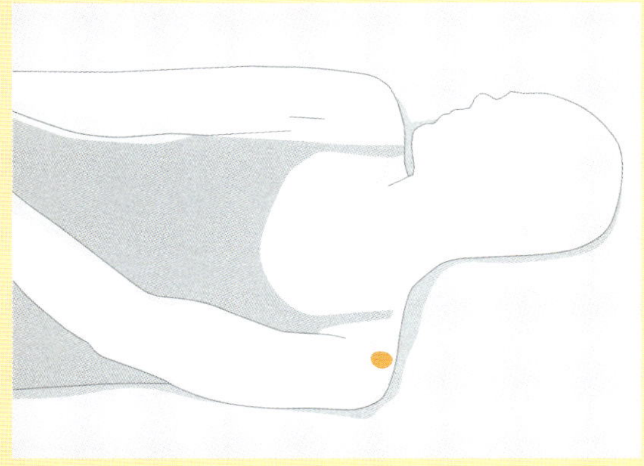

**Patient**
- in Rückenlage

**Behandler**
- steht auf Gegenseite in Beckenhöhe
- Tenderpunktkontakt mit Finger der kopfseitigen Hand
- fußseitige Hand am proximalen Unterarm

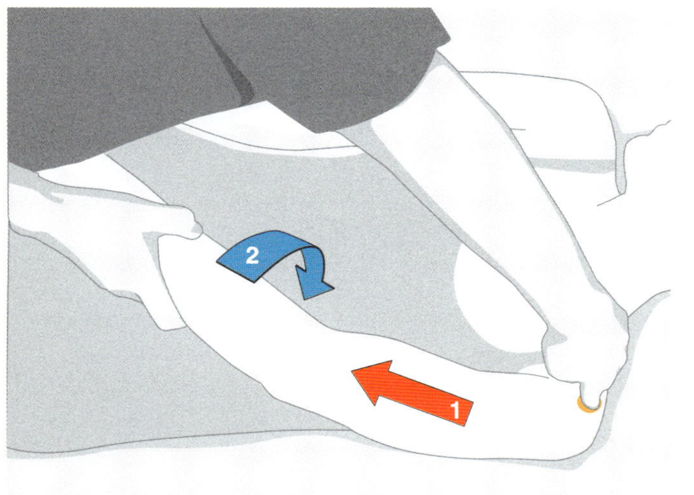


1 Armtraktion auf Behandler zu

2 Arminnenrotation

**Positionierungszeit** 10 Sekunden

**Rückführzeit** 10 Sekunden

**Traktion zuletzt auflösen**

**Beispiele klinischer Bezüge:**
- Schulterschmerz
- Schulter-Arm-Syndrom

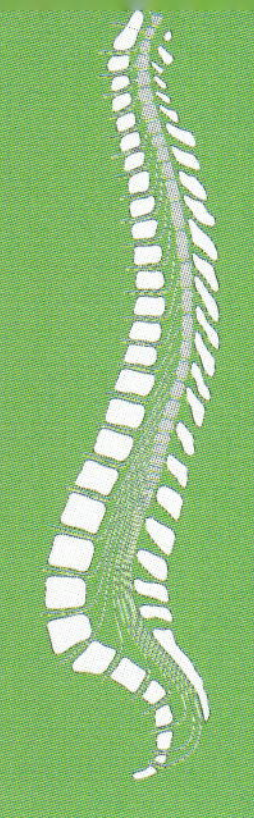

# Behandlung Th 1–4 bei posterioren Tenderpunkten

**Tenderpunkt** über Intervertebralgelenken

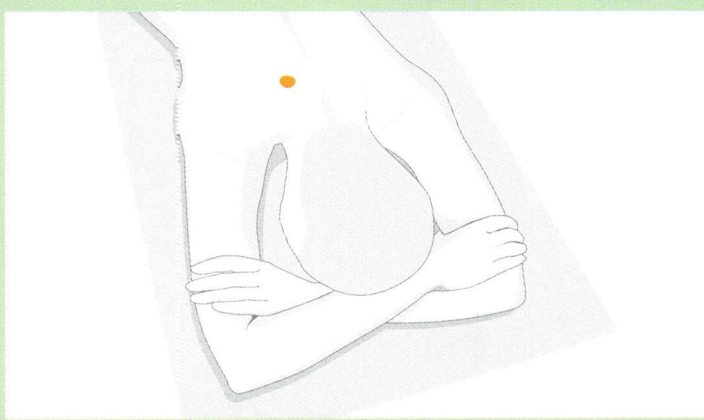

**Patient**
- in Bauchlage, Arme verschränkt, Stirn auf Unterarmen

**Behandler**
- steht auf Gegenseite
- Tenderpunktkontakt mit fußseitiger Hand
- kopfseitige Hand am Ellenbogen der Tenderpunktseite

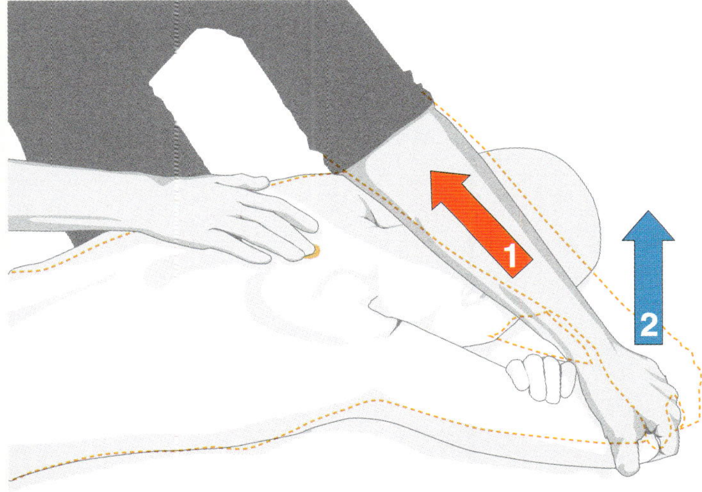


1 Zug in Oberarmlängsachse als Kompression

2 Ellenbogen anheben für Seitneige und Rotation

**Positionierungszeit** 10 Sekunden

**Rückführzeit** 10 Sekunden

**Kompression zuletzt auflösen**

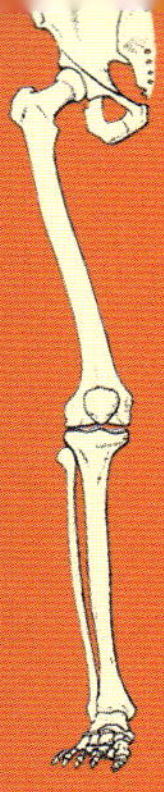

# Behandlung Mittelfußköpfchen

**Tenderpunkt** an Fußsohle proximal der Mittelfußköpfchen

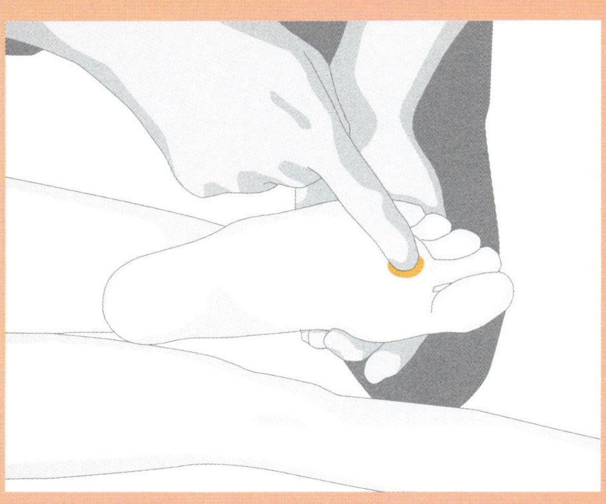

**Patient**
- in Bauchlage, Kniegelenk 90° gebeugt

**Behandler**
- steht in Kniehöhe
- kopfseitige Hand mit Daumen in Tenderpunktkontakt
- fußseitige Hand umfasst Vorfuß von dorsal

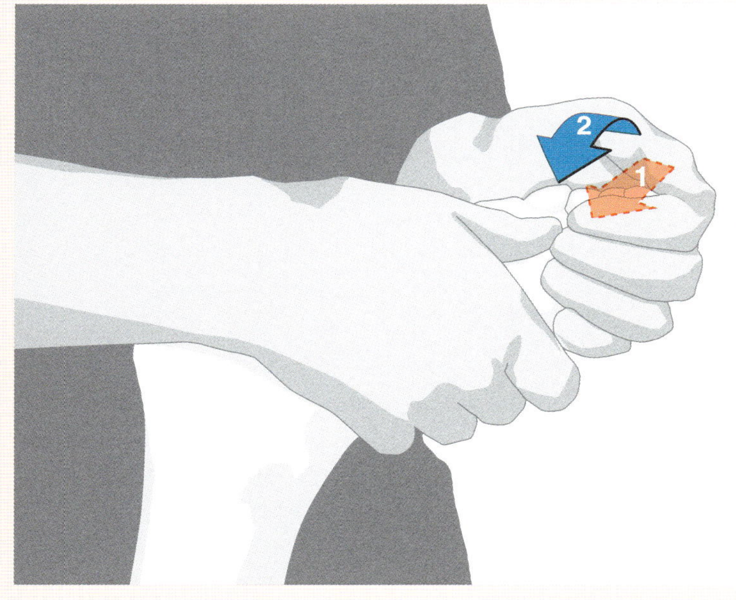


1 Kompression auf Punkt zu

2 Zehenplantarflexion

**Positionierungszeit 20 Sekunden**

**Rückführzeit** 10 Sekunden

**Kompression zuletzt auflösen**

**Beispiele klinischer Bezüge:**
- Metatarsalgie („Spreizfußschmerz")

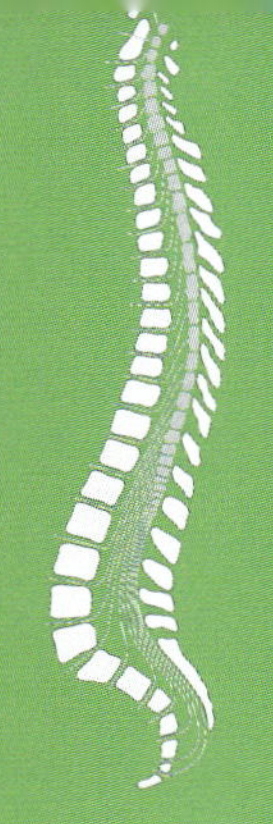



# Behandlung Th 5–8 bei posterioren Tenderpunkten

**Tenderpunkt** über Intervertebralgelenken

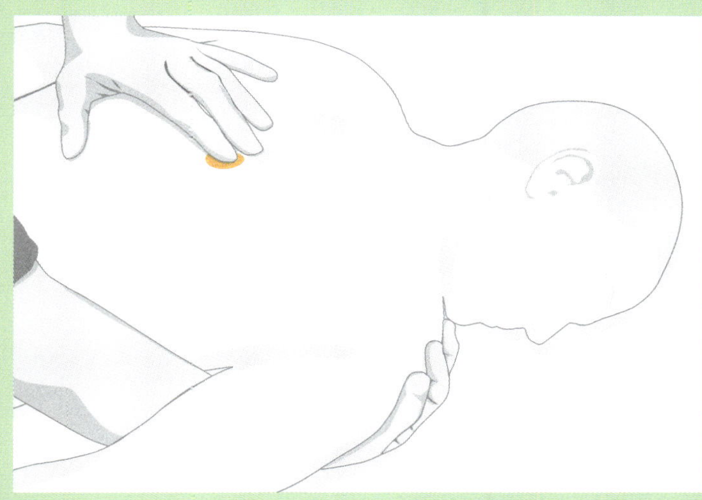

**Patient**
- in Bauchlage

**Behandler**
- steht auf Gegenseite
- Tenderpunktkontakt mit kopfseitiger Hand
- fußseitige Hand, von unten kommend, vorn auf Schulter

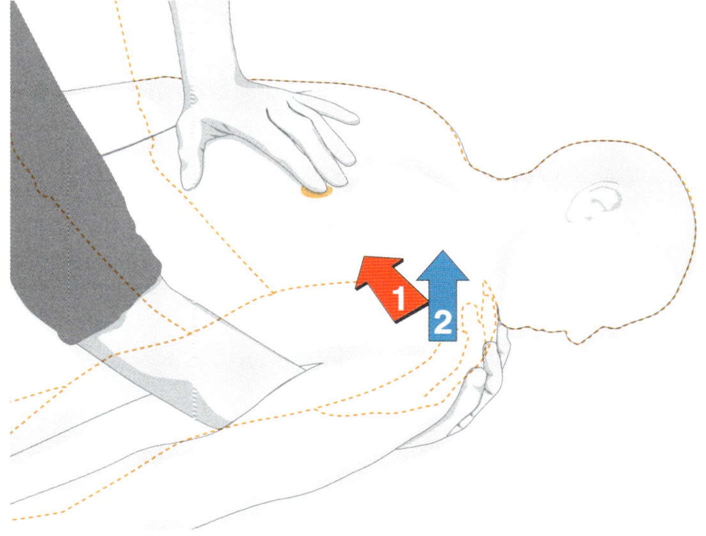


1 Kompression über tenderpunktseitige Schulter zum Punkt hin

2 Schulter leicht anheben für Seitneige und Rotation

**Positionierungszeit** 10 Sekunden

**Rückführzeit** 10 Sekunden

**Kompression zuletzt auflösen**

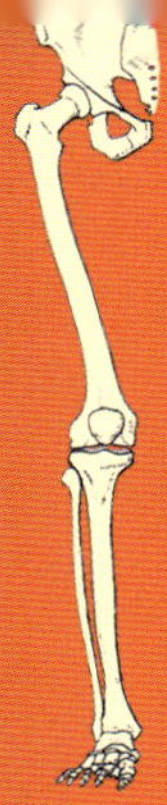



# Behandlung „Fersenspornsyndrom"

**Tenderpunkt** am Kalkaneusansatz der Plantaraponeurose

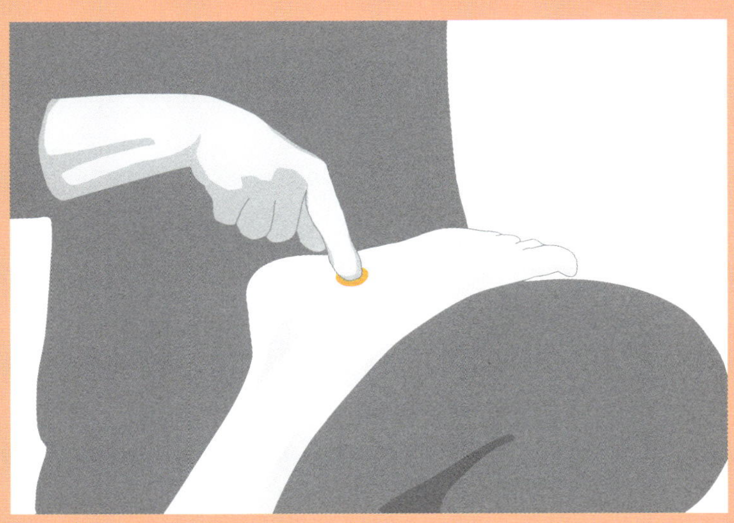

**Patient**
› in Bauchlage, Knie gebeugt

**Behandler**
› steht seitlich in Unterschenkelhöhe, Vorfuß auf Behandleroberschenkel abgestützt
› kopfseitige Hand umfasst Ferse von hinten
› fußseitige Hand mit Daumen in Tenderpunktkontakt, Langfinger am Vorfuß

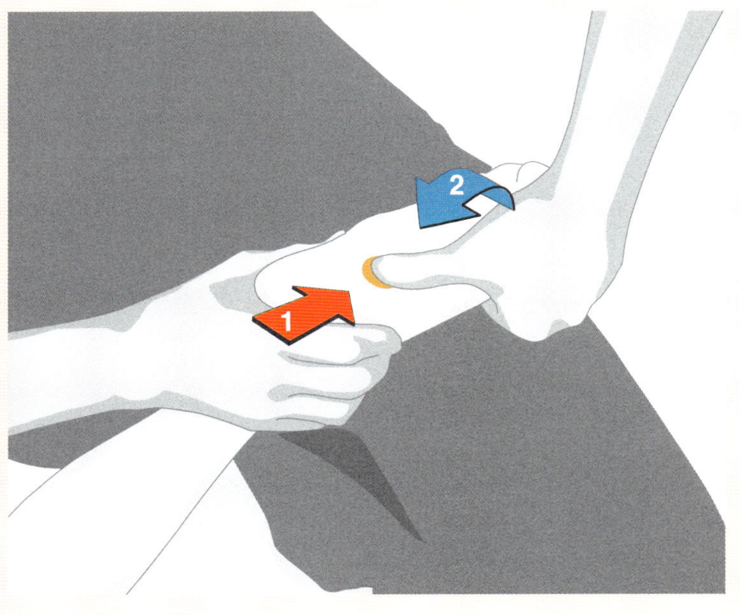


1 Fußkompression auf Tenderpunkt zu

2 Plantarflexion

**Positionierungszeit 20 Sekunden**

**Rückführzeit** 10 Sekunden

**Kompression zuletzt auflösen**

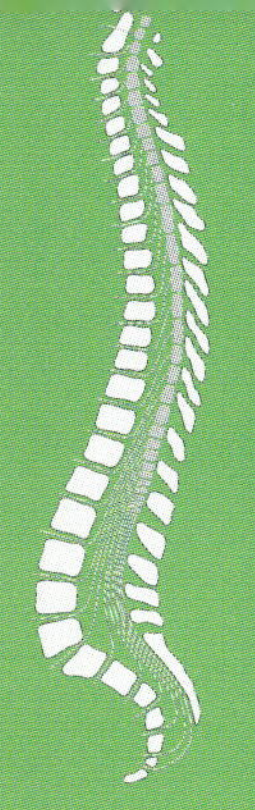



# Behandlung Th 9–12 bei posterioren Tenderpunkten

**Tenderpunkt** über Intervertebralgelenken

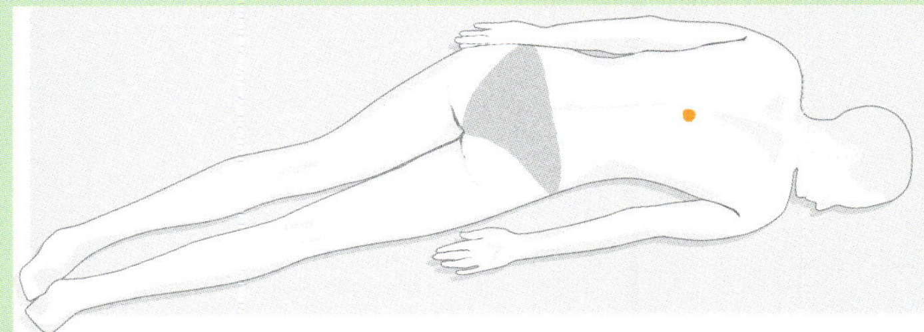

**Patient**
- in Bauchlage, in Konkavität zum Punkt

**Behandler**
- steht auf Gegenseite in Schulterhöhe, Blick fußwärts
- Tenderpunktkontakt mit kopfseitiger Hand
- fußseitige Hand an Beckenschaufel

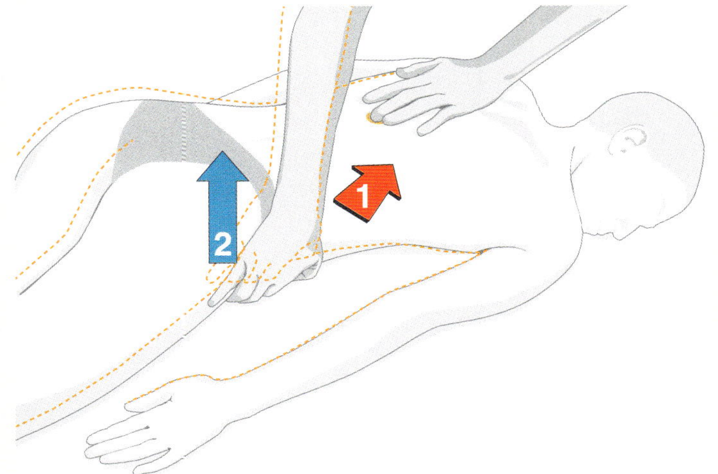


1 Kompression auf Punkt zu durch Zug am Becken

2 Becken leicht anheben für Seitneige und Rotation

**Positionierungszeit** 10 Sekunden

**Rückführzeit** 10 Sekunden

**Kompression zuletzt auflösen**

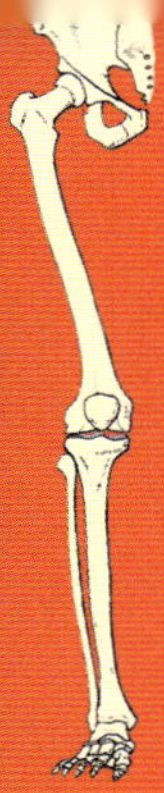

# Kalkaneus in Varusdysfunktion

**Tenderpunkt** an lateraler Fersenfläche

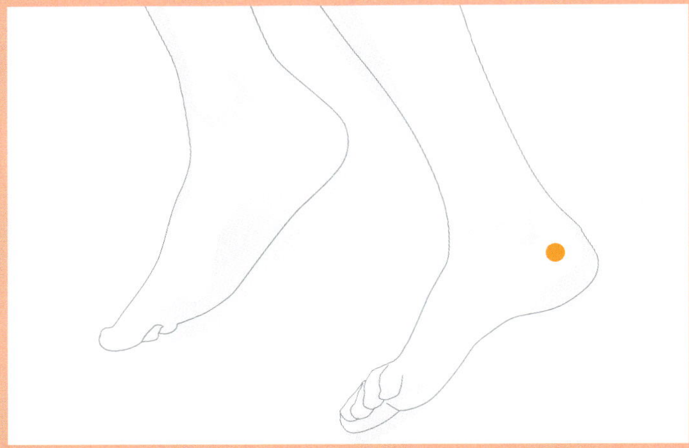

**Patient**
- in Seitenlage, Fersenaußenseite oben

**Behandler**
- steht am Fußende
- Patientenferse liegt in fersennaher Behandlerhand, Daumenballen am Tenderpunkt
- vorfußseitige Hand im Gabelgriff von lateral an vorderer Fußwurzel

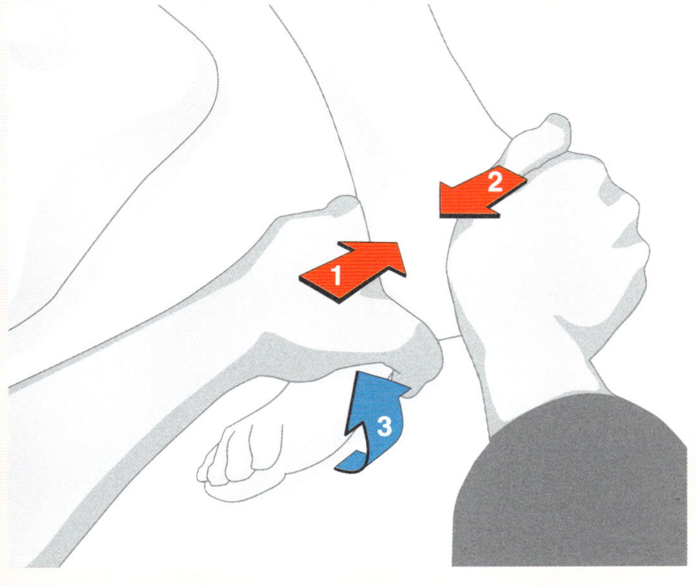


1 und 2 Kompression beider Hände aufeinander zu

3 Pronation

**Positionierungszeit 20 Sekunden**

**Rückführzeit** 10 Sekunden

**Kompression zuletzt auflösen**

**Beispiele klinischer Bezüge:**
- Wadenschmerz
- Fußschmerz
- „Fersenspornsyndrom"

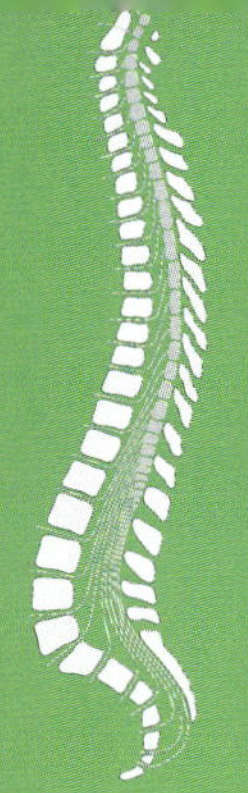

# Behandlung Th 1–6 bei anterioren Tenderpunkten

**Tenderpunkt** mittig auf Sternum

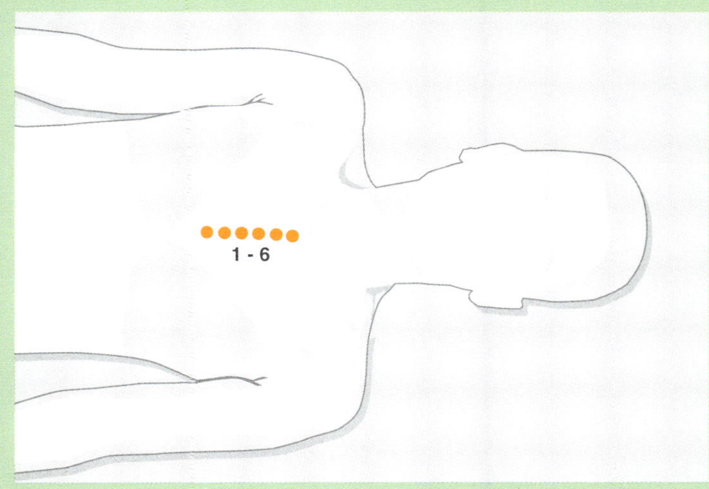


**Patient**

› in Rückenlage

**Behandler**

› steht in Schulterhöhe
› Tenderpunktkontakt mit fußseitiger Hand
› kopfseitiger Arm schient Kopf von dorsal, Hand am zervikothorakalen Übergang

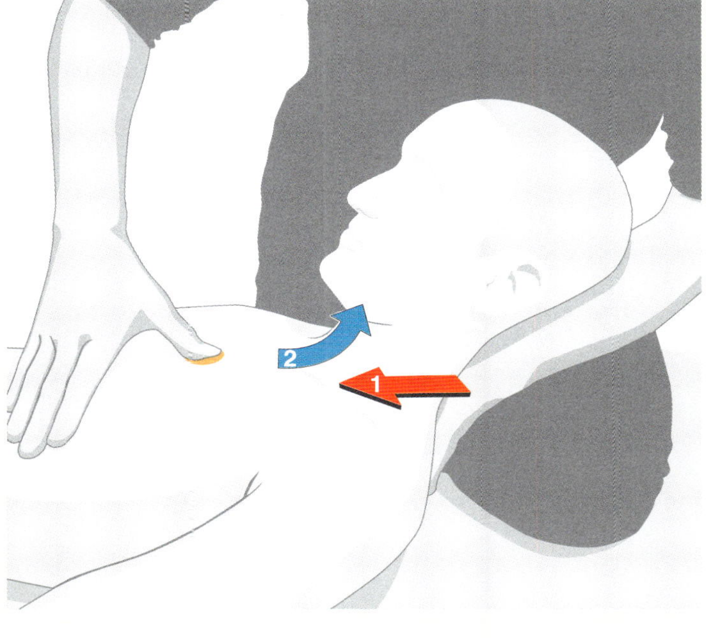


1 Kompression nach kaudal über Hand am zervikothorakalen Übergang

2 Anteflexion obere BWS

**Positionierungszeit** 10 Sekunden

**Rückführzeit** 10 Sekunden

**Kompression zuletzt auflösen**

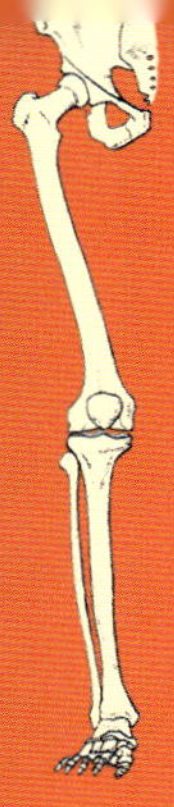

# Kalkaneus in Valgusdysfunktion

**Tenderpunkt** an medialer Fersenfläche

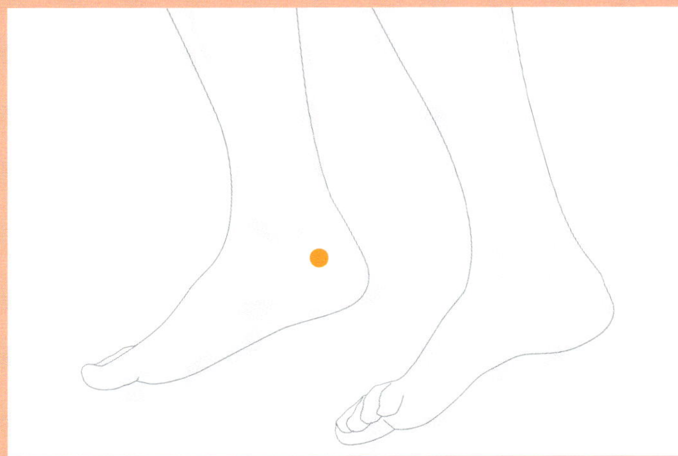

**Patient**

› in Seitenlage, Ferseninnenseite oben

**Behandler**

› steht am Fußende
› Patientenferse liegt in fersennaher Behandlerhand, Daumenballen am Tenderpunkt
› vorfußseitige Hand im Gabelgriff von medial an vorderer Fußwurzel

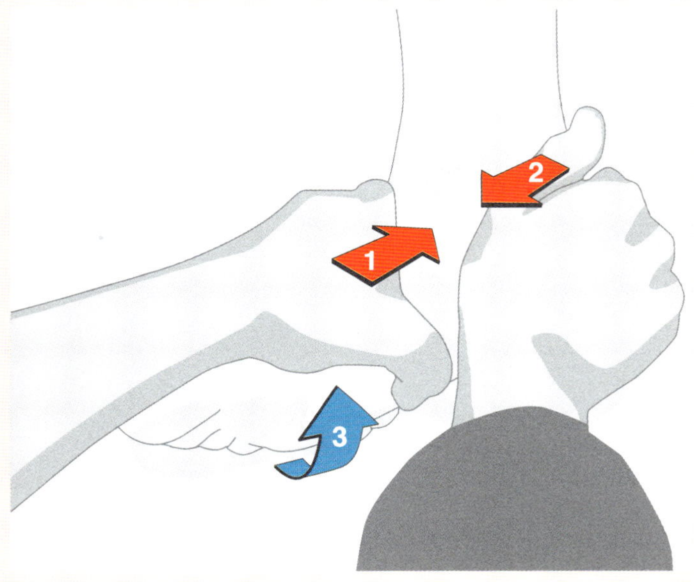


1 und 2 Kompression beider Hände aufeinander zu

3 Supination

**Positionierungszeit 20 Sekunden**

**Rückführzeit** 10 Sekunden

**Kompression zuletzt auflösen**

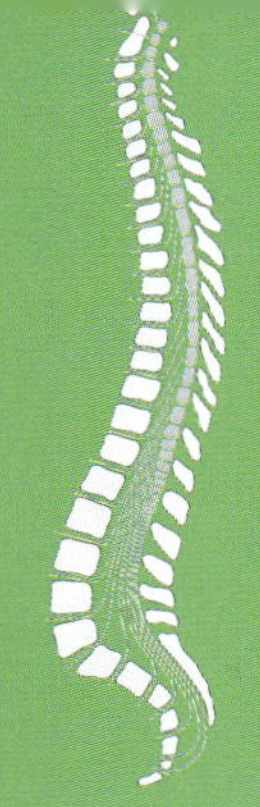

# Behandlung Th 7–9 bei anterioren Tenderpunkten

**Tenderpunkt** mittig auf *Linea alba* vom Nabel ausgehend in daumenbreiten Abständen

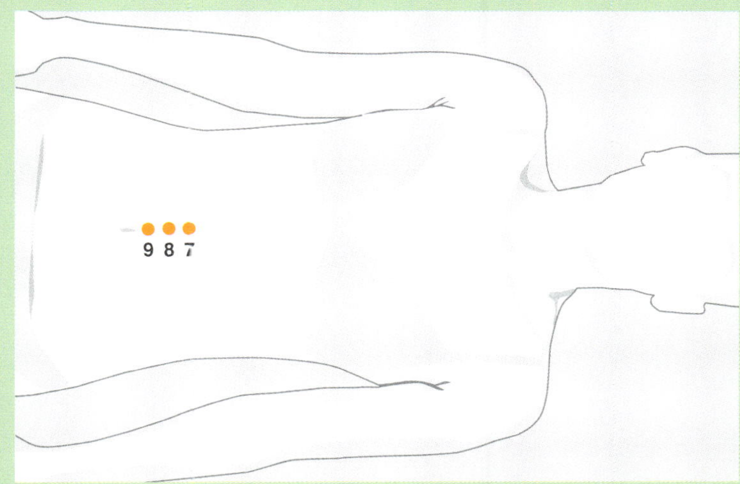


**Patient**

- in Rückenlage, Hüft- und Kniegelenke stark gebeugt

**Behandler**

- steht in Rumpfhöhe
- Tenderpunktkontakt mit kopfseitiger Hand
- fußseitige Hand und Körper an Knie und Beinen

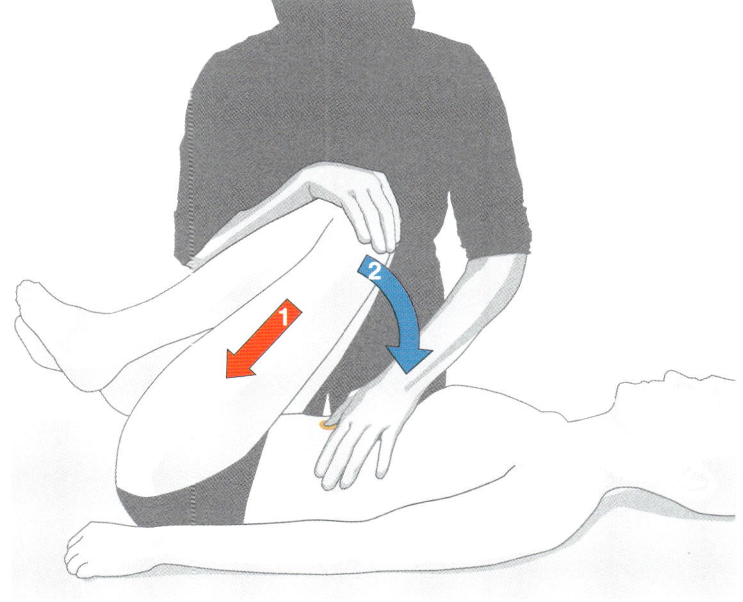


1 Kompression in Oberschenkellängsachse

2 Verstärkung der Hüftgelenksbeugung

**Positionierungszeit** 10 Sekunden

**Rückführzeit** 10 Sekunden

**Kompression zuletzt auflösen**

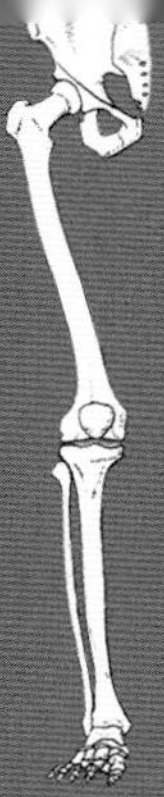



# Mobilisation distale tibiofibulare Verbindung

(Manualmedizinische Mobilisationstechnik der Ärztegemeinschaft Manuelle Medizin [ÄMM])

**Patient**

› in Rückenlage

**Behandler**

› steht am Fußende

› von medial kommender Daumenballen stützt von dorsal Innenknöchel

› von lateral kommender Daumenballen kontaktiert ventral Außenknöchel

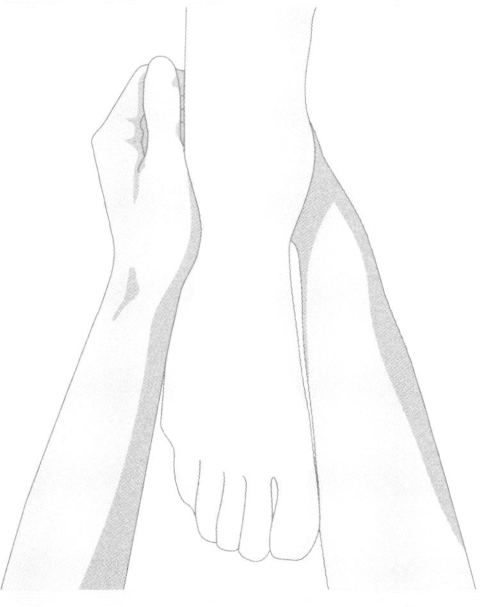

repetitive Federung über Außenknöchel in Richtung Unterlage (8–10 Wiederholungen)

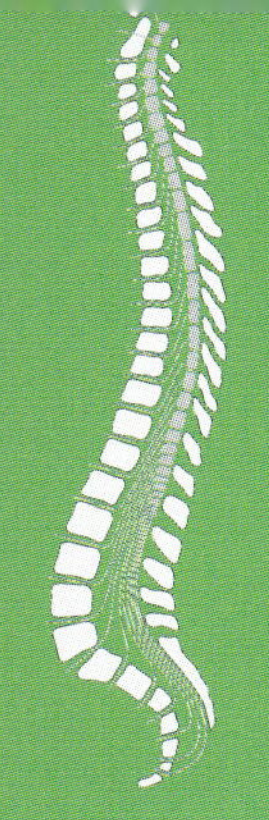

# Behandlung Th 10–11 bei anterioren Tenderpunkten

**Tenderpunkt** auf Verbindungslinie zwischen Nabel und *Spina iliaca anterior superior*

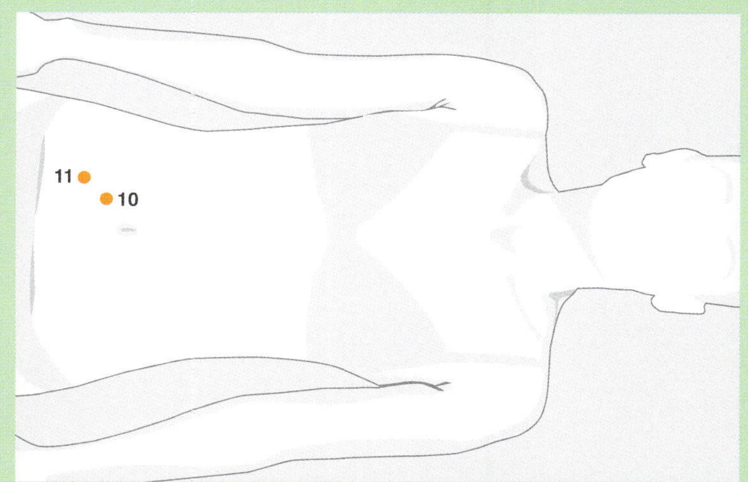


**Patient**

› in Rückenlage (Patientenfinger kontrolliert Tenderpunkt)

**Behandler**

› steht in Beckenhöhe
› kopfseitige Hand auf stark gebeugten Knien
› fußseitige Hand flächig am Sakrum

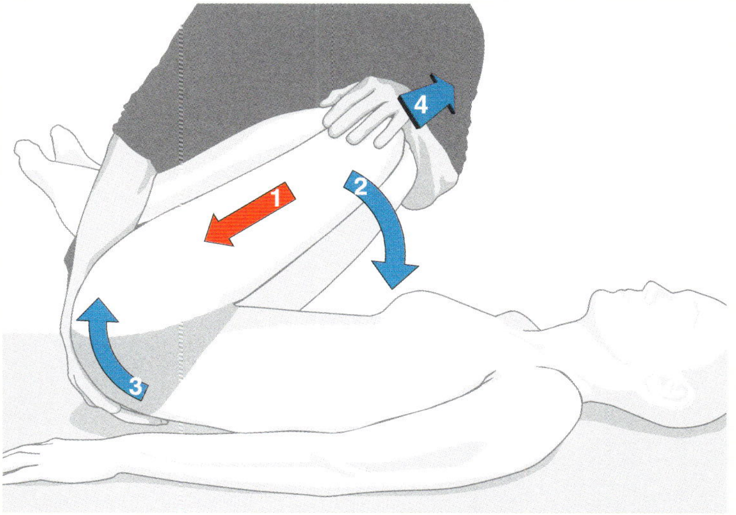


1 Kompression in Oberschenkellängsachse

2 Verstärkung der Hüftgelenksbeugung

3 zusätzlich Sakrumzug

4 Beinseitverlagerung zum Punkt hin

**Positionierungszeit** 10 Sekunden

**Rückführzeit** 10 Sekunden

**Kompression zuletzt auflösen**

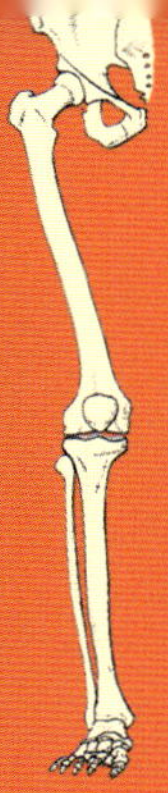



# Behandlung proximale tibiofibulare Verbindung

**Tenderpunkt** an Rückseite des Fibulaköpfchens

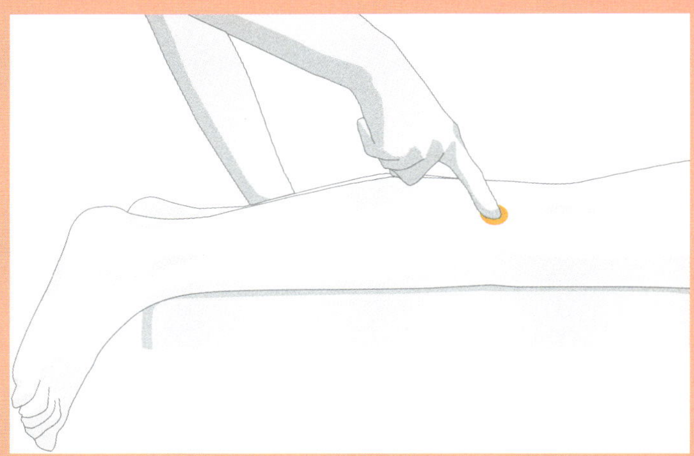

**Patient**

- in Bauchlage, 30° abgestützte Knieflexion

**Behandler**

- steht tenderpunktseitig am Fußende, Unterschenkel durch Behandlerknie unterlagert
- Tenderpunktkontakt mit Daumen der lateralen Hand
- mediale Hand flächig an Ferse

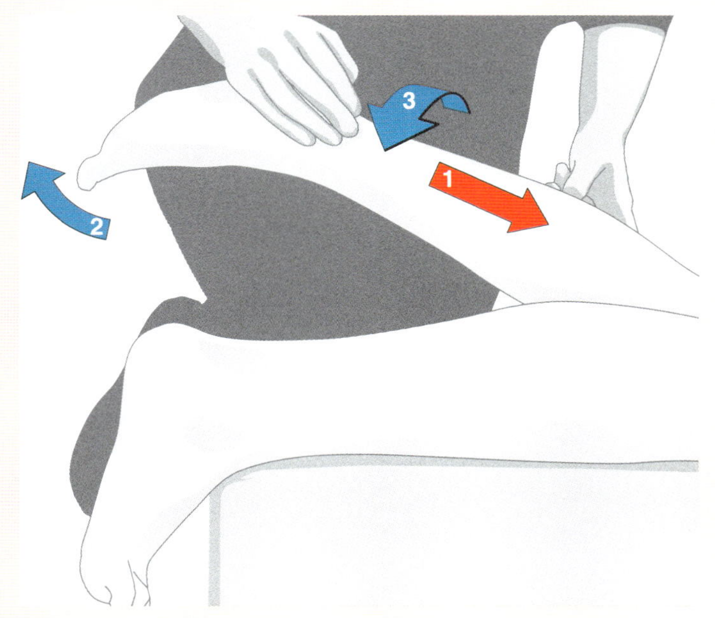


1 Kompression in Unterschenkellängsachse

2 Verstärkung der Plantarflexion

3 Unterschenkelaußenrotation

**Positionierungszeit** 10 Sekunden

**Rückführzeit** 10 Sekunden

**Kompression zuletzt auflösen**

**Beispiele klinischer Bezüge:**

- Wadenschmerz
- „Fersenspornsyndrom"
- Schienbeinkantenschmerz („shin splint")
- Kettenglied in auf- und absteigenden Störketten

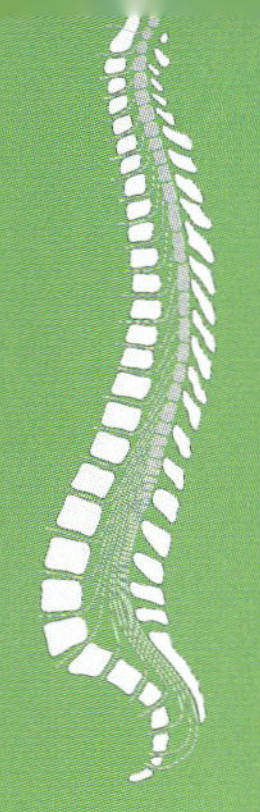

# Behandlung Th 12 bei anteriorem Tenderpunkt

**Tenderpunkt** auf Beckenschaufel – mittlere Axillarlinie

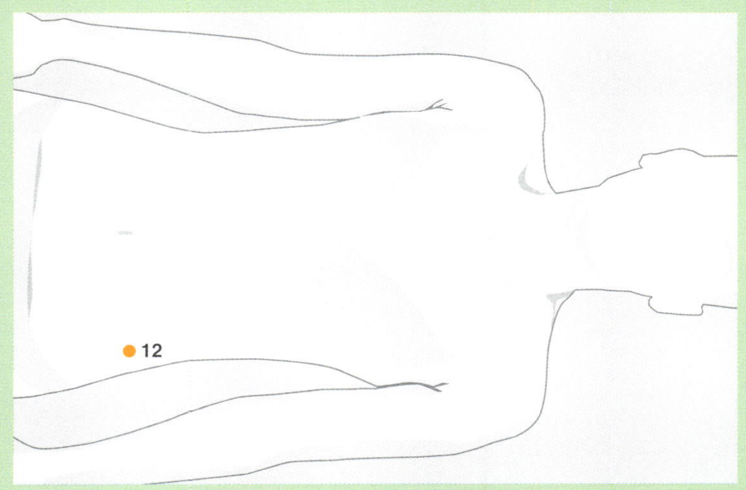


**Patient**
› in Rückenlage

**Behandler**
› steht auf Gegenseite
› Tenderpunktkontakt mit kopfseitiger Hand, Unterarm stützt gebeugte Kniegelenke
› fußseitige Hand flächig am Sakrum

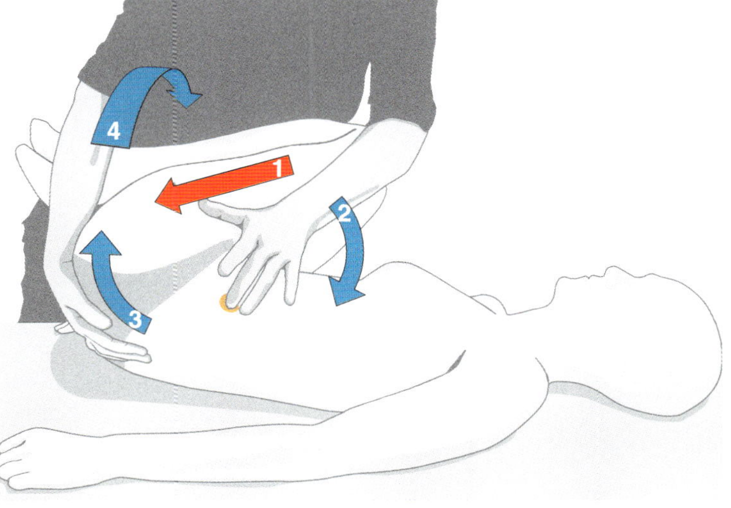


1 Kompression in Oberschenkellängsachse

2 Verstärkung der Hüftgelenksbeugung

3 zusätzlich Sakrumzug

4 deutliche Beinseitverlagerung auf Behandler zu (vom Punkt weg)

**Positionierungszeit** 10 Sekunden

**Rückführzeit** 10 Sekunden

**Kompression zuletzt auflösen**

**Beispiele klinischer Bezüge:**
› thorakolumbaler Übergang/anterior und posterior: Funktionsstörungen von Abdominal- und Beckenorganen, Rotationsstörung des Rumpfes
› obere BWS/anterior und posterior: Funktionsstörungen von Thoraxorganen
› mittlere BWS/anterior und posterior: Funktionsstörungen von Abdominalorganen („Gruppenläsion")

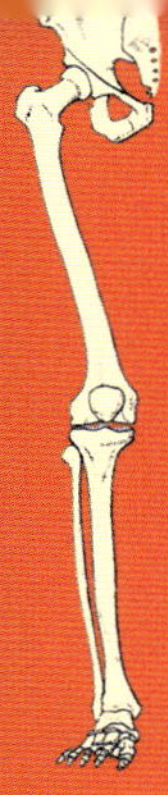



# Behandlung *Ligamentum patellae*

**Tenderpunkt** am unteren Patellapol

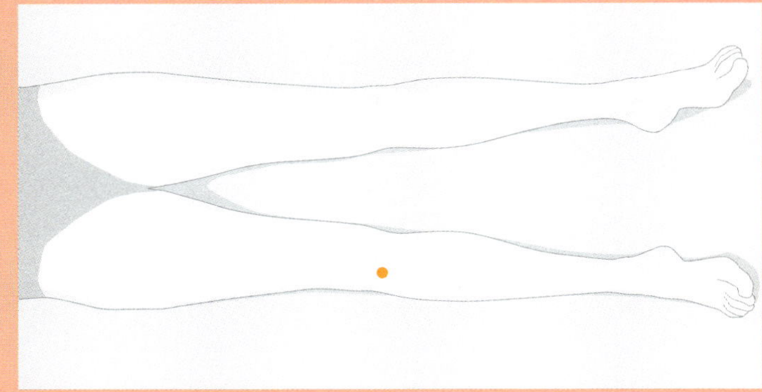

**Patient**

- in Rückenlage, distaler Unterschenkel unterlagert

**Behandler**

- steht in Unterschenkelhöhe
- Tenderpunktkontakt mit Finger der kopfseitigen Hand
- fußseitige Hand flächig am Tibiakopf

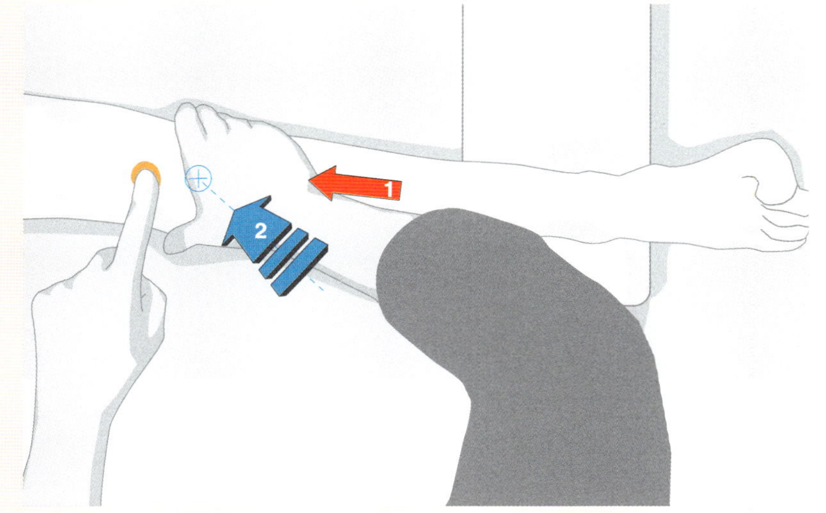


1 Kompression in Richtung Kniegelenk

2 **gleichzeitig** Druck zur Unterlage

**Positionierungszeit** 10 Sekunden

**Rückführzeit** 10 Sekunden

**Kompression zuletzt auflösen**

**Beispiele klinischer Bezüge für Kniegelenksregion:**

- „Patellaspitzensyndrom"
- myofasziale Dysbalance der Kniestreckmuskulatur

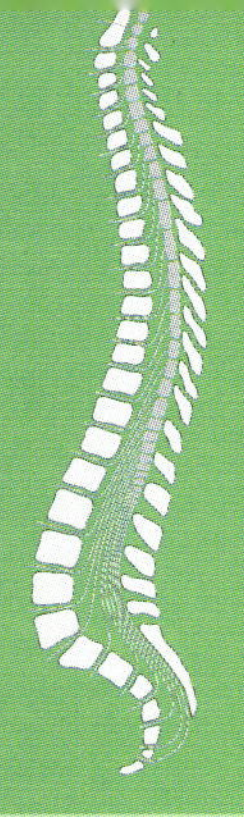

# Behandlung Rippen 2–12 bei posterioren Tenderpunkten (Rippenblockierung in Inspirationsstellung)

**Tenderpunkt** hintere Axillarlinie

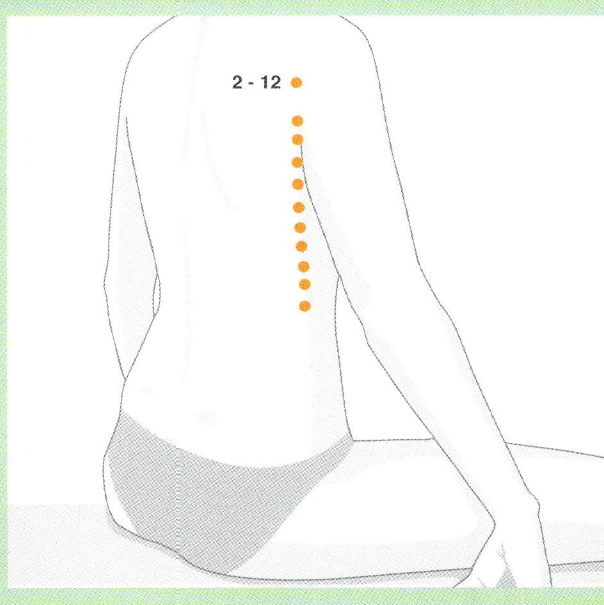


**Patient**

- im Reitsitz am Bankende

**Behandler**

- steht hinter dem Patienten
- Tenderpunktkontakt mit Mittelfinger
- Behandlerachsel auf Tenderpunktgegenschulter
- zugehörige Hand von vorn an tenderpunktseitiger Schulter

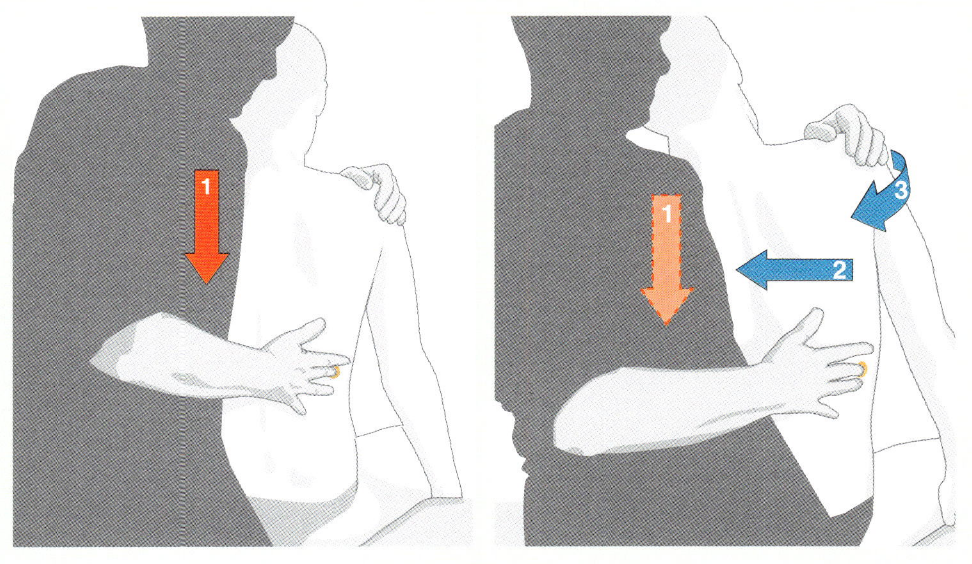


1 Kompression in Körperlängsachse durch wirbelsäulennah liegende Behandlerachsel

2 Rumpfseitneige vom Punkt weg

3 Rumpfrotation auf Tenderpunkt zu

**Positionierungszeit** 10 Sekunden

**Rückführzeit** 10 Sekunden

**Kompression zuletzt auflösen**

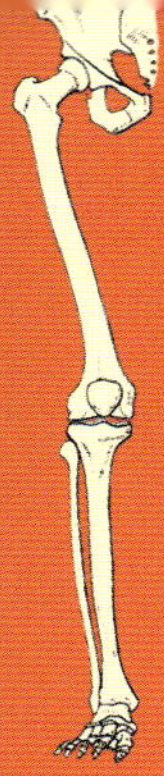

# Behandlung *Pes anserinus*

**Tenderpunkt** am ventromedialen Tibiakopf

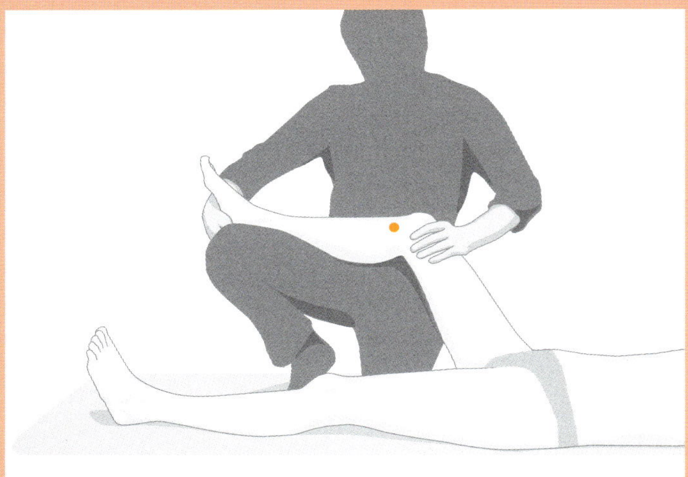

**Patient**

- in Rückenlage, 70° Hüft- und Knieflexion, Unterschenkel waagerecht

**Behandler**

- steht in Kniehöhe
- Tenderpunktkontakt mit Fingern der kopfseitigen Hand, Handfläche stützt distalen Oberschenkel
- fußseitige Hand an Fersenfläche

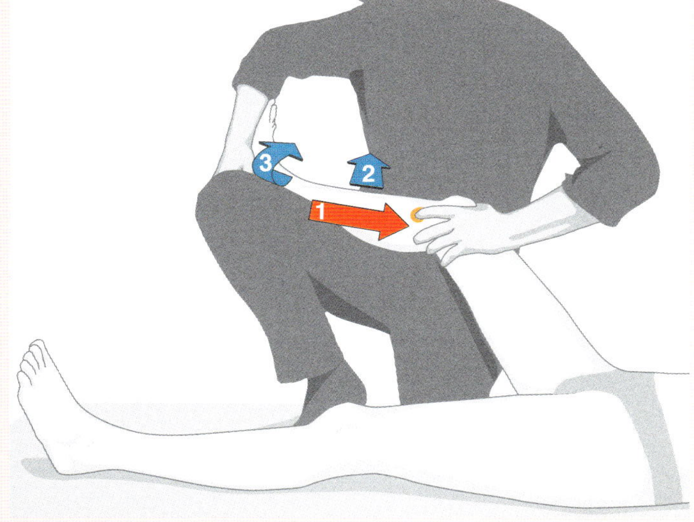


1 Kompression in Unterschenkellängsachse

2 Unterschenkelabduktion („X-Knie")

3 Unterschenkelaußenrotation

**Positionierungszeit** 10 Sekunden

**Rückführzeit** 10 Sekunden

**Kompression zuletzt auflösen**

**Beispiele klinischer Bezüge:**

- *Pes-anserinus*-Syndrom bei Beckenstörungen
- myofasziale Dysbalance der Becken- und Oberschenkelmuskulatur

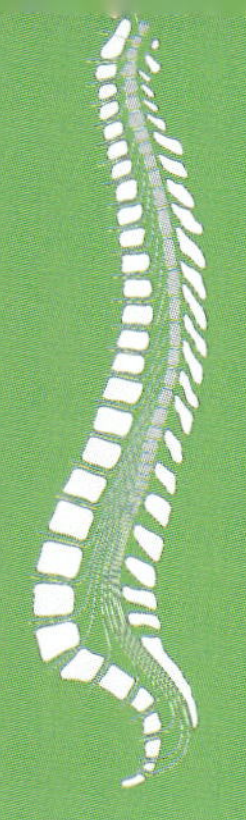

# Behandlung Rippen 3–11 bei anterioren Tenderpunkten (Rippenblockierung in Exspirationsstellung)

**Tenderpunkt** vordere Axillarlinie*

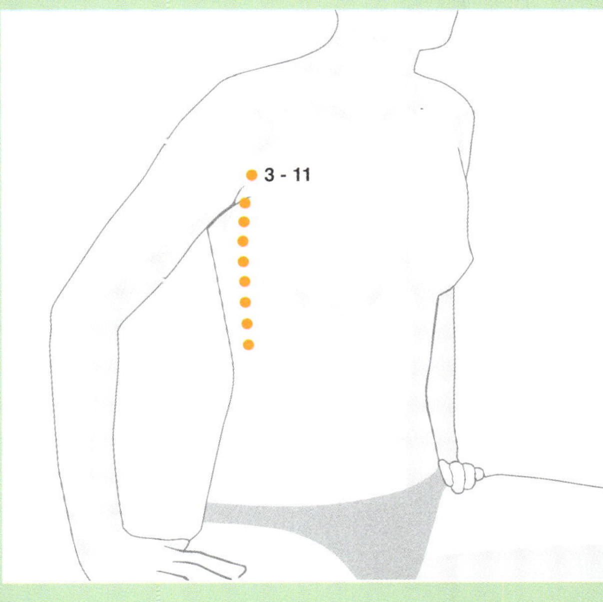


**Patient**

› im Reitsitz am Bankende

**Behandler**

› steht hinter dem Patienten
› Tenderpunktkontakt mit Mittelfinger
› Behandlerachsel auf Tenderpunktgegenschulter
› zugehörige Hand von vorn an tenderpunktseitiger Schulter

*für 12. Rippe anteriorer Tenderpunkt nicht sicher findbar

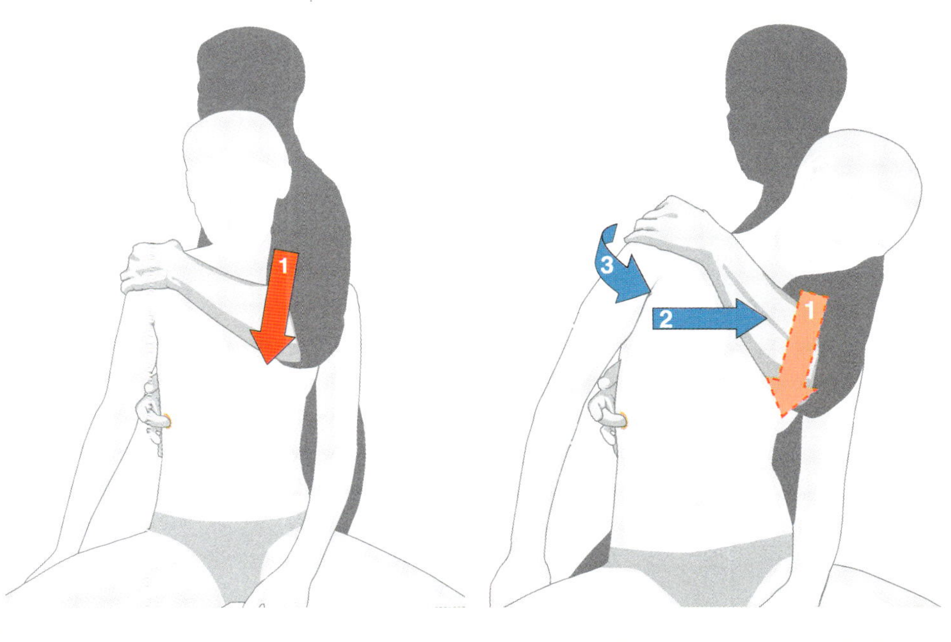


1 Kompression in Körperlängsachse durch wirbelsäulennah liegende Behandlerachsel

2 Rumpfseitneige vom Punkt weg

3 Rumpfrotation auf Tenderpunkt zu

**Positionierungszeit** 10 Sekunden

**Rückführzeit** 10 Sekunden

**Kompression zuletzt auflösen**

**Beispiele klinischer Bezüge – Rippen/anterior und posterior:**

› Funktionsstörungen von Thorakalorganen
› Rotationsstörung des Rumpfes
› nahezu immer Kombination mit Funktionsstörung der BWS

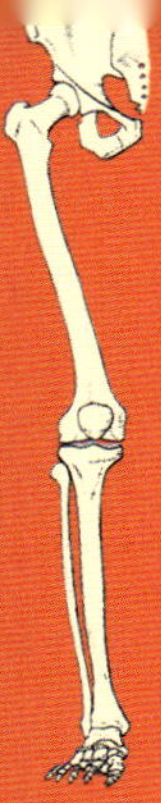



# Behandlung Außenmeniskus

**Tenderpunkt** am lateralen Gelenkspalt

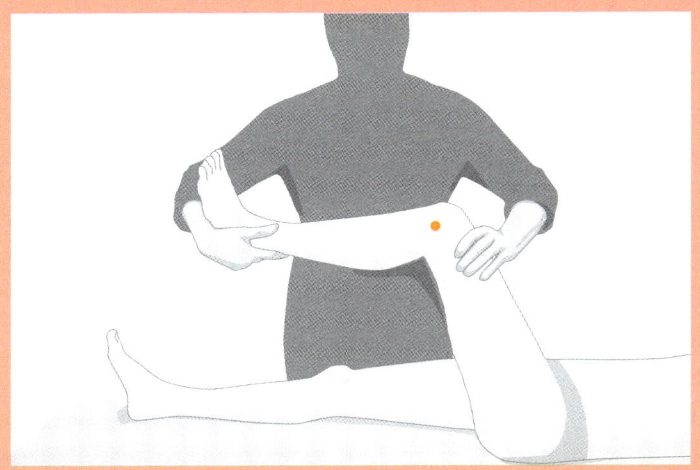

**Patient**

- in Rückenlage, 70° Hüft- und Knieflexion, Unterschenkel waagerecht

**Behandler**

- steht in Kniehöhe
- Tenderpunktkontakt mit Daumen der kopfseitigen Hand, Handfläche stützt distalen Oberschenkel
- fußseitige Hand an Fersenfläche

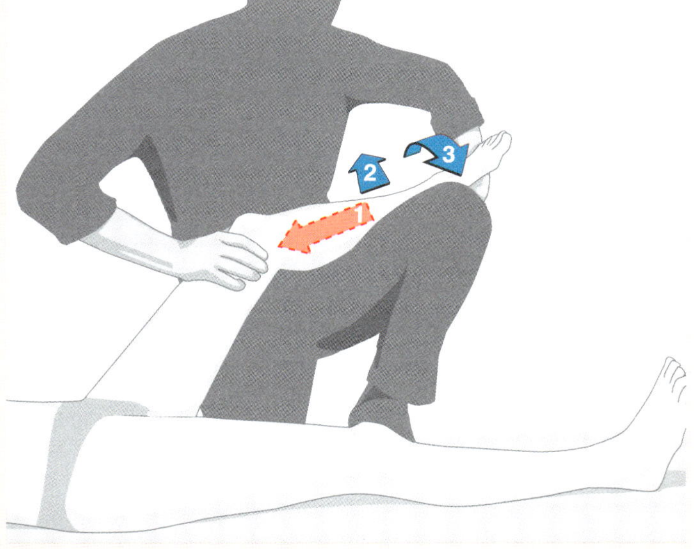


1 Kompression in Unterschenkellängsachse

2 Unterschenkelabduktion („X-Knie")

3 Unterschenkelinnenrotation

**Positionierungszeit** 10 Sekunden

**Rückführzeit** 10 Sekunden

**Kompression zuletzt auflösen**

**Beispiele klinischer Bezüge:**

- funktionelle und strukturelle Störungen des lateralen Meniskus
- funktionelle Störungen mit Streckdefekt
- Kniegelenksarthrose

# Behandlung 1. Rippe in Inspiration

**Tenderpunkt** über Kostotransversalgelenk 1

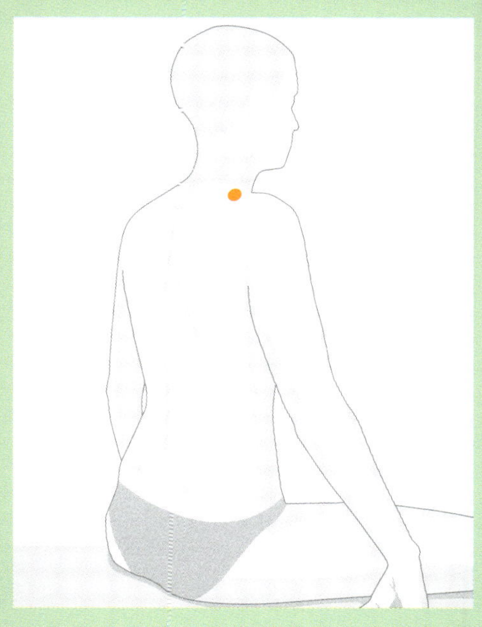

**Patient**

- in Rückenlage

**Behandler**

- steht kopfseitig
- Tenderpunktkontakt mit Daumen, Unterarm in Supination

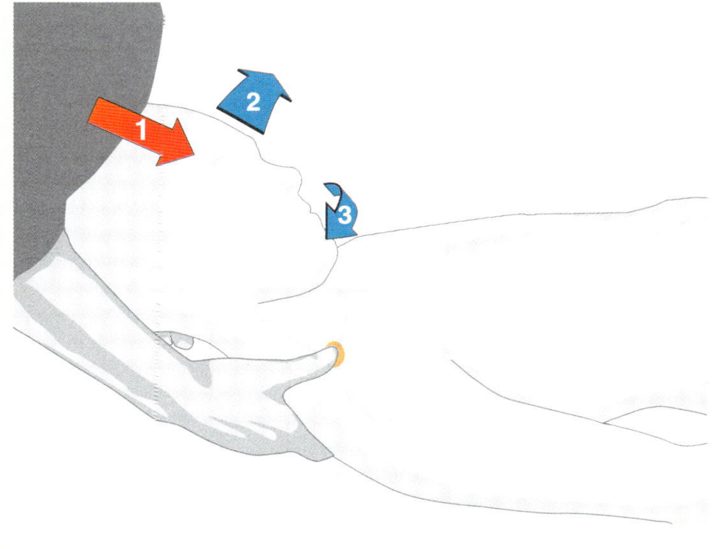


1 Kompression bei 30° HWS Flexion, Kopf am Behandlerrumpf abgestützt

2 weite Seitneige vom Punkt weg

3 geringe Rotation auf Punkt zu

**Positionierungszeit** 10 Sekunden

**Rückführzeit** 10 Sekunden

**Kompression zuletzt auflösen**

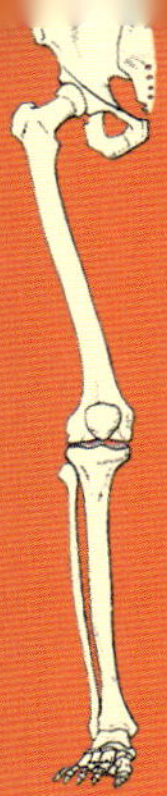



# Behandlung Innenmeniskus

**Tenderpunkt** am medialen Gelenkspalt

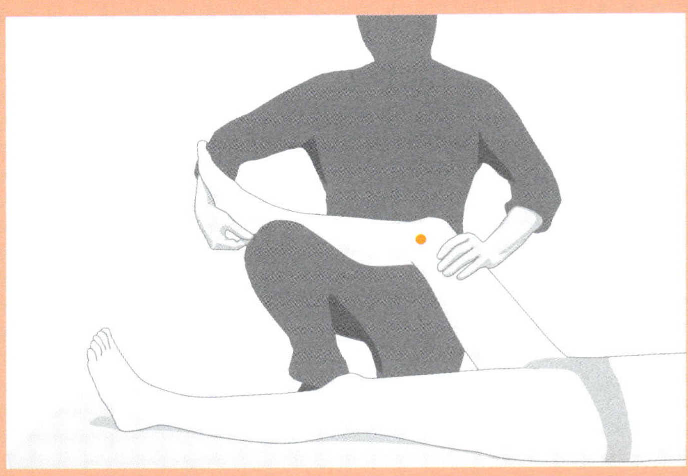

**Patient**

- in Rückenlage, 70° Hüft- und Knieflexion, Unterschenkel waagerecht

**Behandler**

- steht in Kniehöhe
- Tenderpunktkontakt mit Fingern der kopfseitigen Hand, Handfläche stützt distalen Oberschenkel
- fußseitige Hand an Fersenfläche
- Variante mit aufgestelltem Behandlerbein oder am Behandlerrumpf abgestütztem Patientenbein

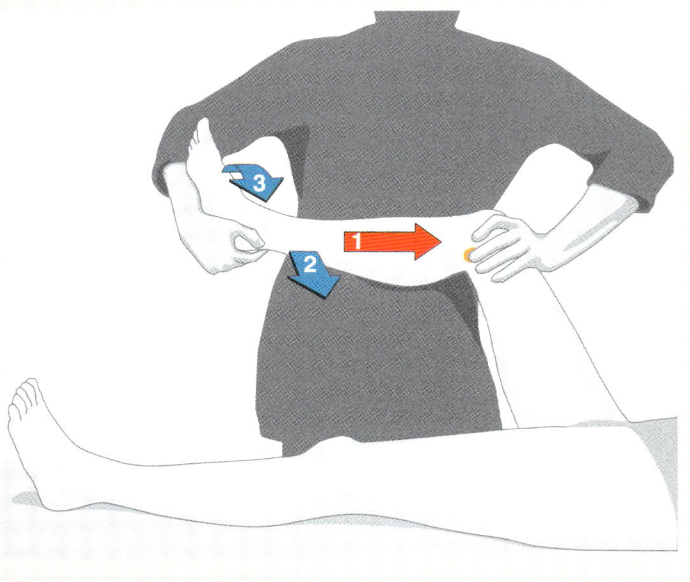


1 Kompression in Unterschenkellängsachse

2 Unterschenkeladduktion („O-Knie")

3 Unterschenkelinnenrotation

**Positionierungszeit** 10 Sekunden

**Rückführzeit** 10 Sekunden

**Kompression zuletzt auflösen**

**Beispiele klinischer Bezüge:**

- funktionelle und strukturelle Störungen des medialen Meniskus
- funktionelle Störungen mit Streckdefekt
- Kniegelenksarthrose

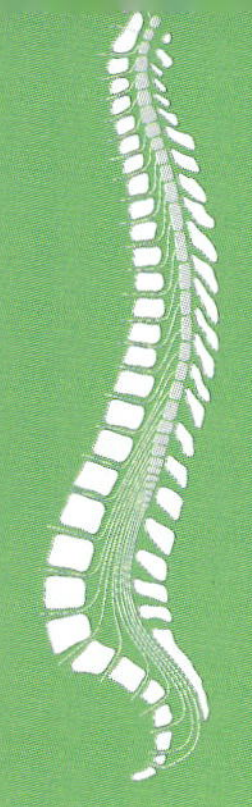



# Behandlung 1. und 2. Rippe in Exspiration

**Tenderpunkt** kaudal vom Sternoklavikulargelenk (bei Funktionsstörung der 1. und 2. Rippe)

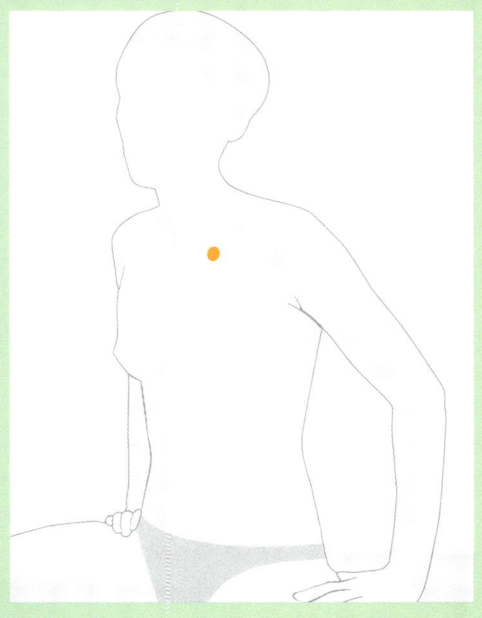

**Patient**
- in Rückenlage

**Behandler**
- steht kopfseitig
- Fingerkontakt am Tenderpunkt

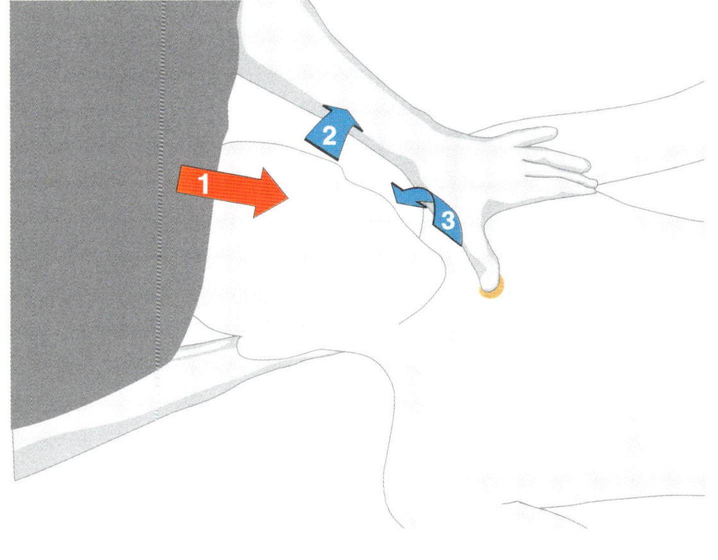


1 Kompression bei 30° HWS Flexion, Kopf am Behandlerrumpf abgestützt

2 sehr geringe Seitneige zum Punkt hin

3 sehr geringe Rotation zum Punkt hin

**Positionierungszeit** 10 Sekunden

**Rückführzeit** 10 Sekunden

**Kompression zuletzt auflösen**

**Beispiele klinischer Bezüge:**
- Störungen der oberen Thoraxapertur (thoracic outlet/inlet)
- Schulter-Arm-Syndrom
- Epikondylopathie
- Karpaltunnelsyndrom

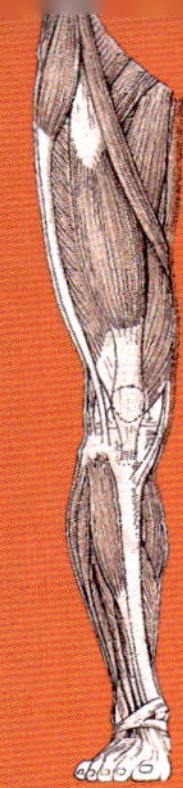

# Behandlung *Tractus iliotibialis*

**Tenderpunkt** mittig auf dem *Tractus iliotibialis*

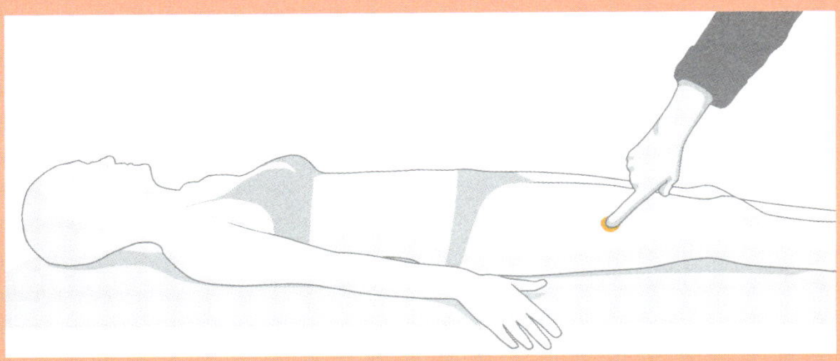

**Patient**

- in Rückenlage

**Behandler**

- steht in Beckenhöhe
- Tenderpunktkontakt mit kopfseitiger Hand
- fußseitige Hand von lateral an Ferse

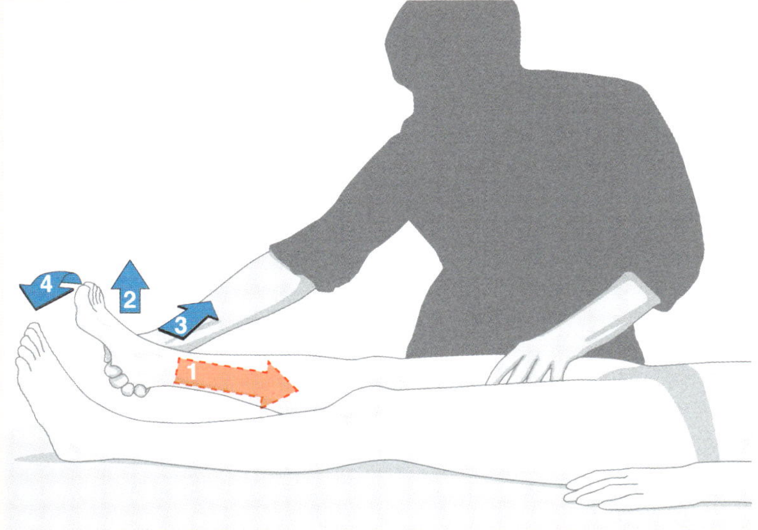


1 Kompression in Oberschenkellängsachse

2 geringe Hüftgelenksflexion

3 Hüftgelenksabduktion

4 Hüftgelenksinnenrotation

**Positionierungszeit** 10 Sekunden

**Rückführzeit** 10 Sekunden

**Kompression zuletzt auflösen**

**Beispiele klinischer Bezüge:**

- myofasziale Dysbalance
- Hüftgelenksarthrose

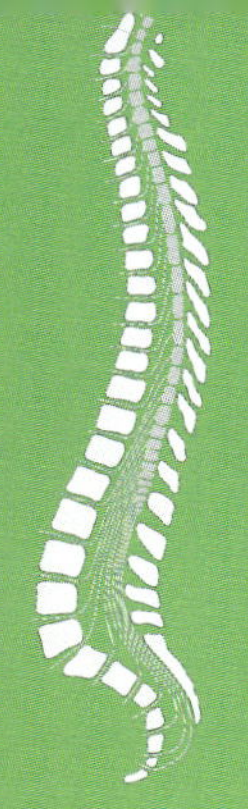

# Behandlung L1 – L3 bei posterioren Tenderpunkten

**Tenderpunkt** über Intervertebralgelenken

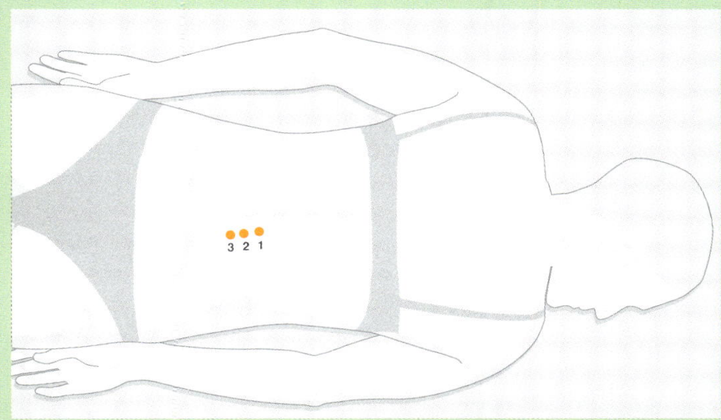


**Patient**

› in Bauchlage, in Konkavität zum Punkt,

› punktseitiger Fuß auf Gegenfuß aufgelegt

**Behandler**

› steht auf Gegenseite in Schulterhöhe, Blick fußwärts

› Tenderpunktkontakt mit kopfseitiger Hand

› fußseitige Hand an Beckenschaufel

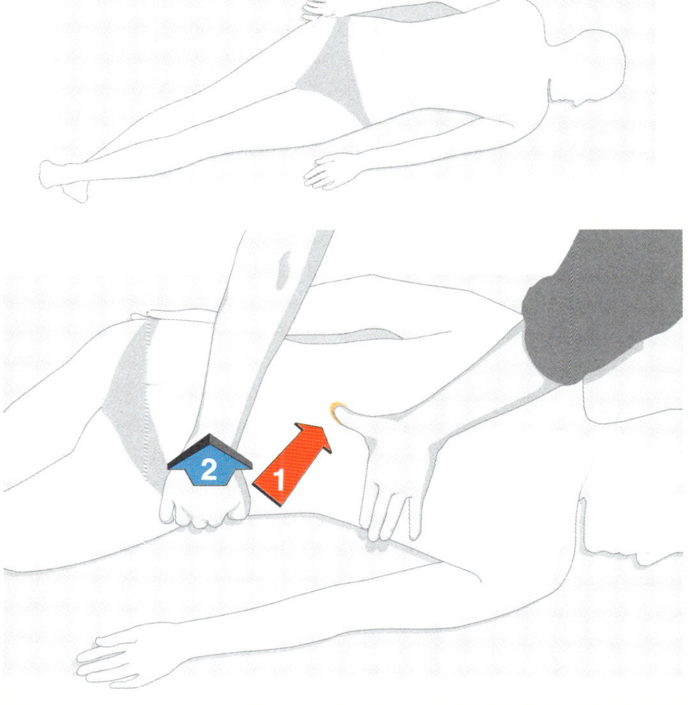


1 Kompression auf Punkt zu durch Zug am Becken

2 Becken leicht anheben für Seitneige und Rotation

**Positionierungszeit** 10 Sekunden

**Rückführzeit** 10 Sekunden

**Kompression zuletzt auflösen**

**Beispiele klinischer Bezüge:**

› Organe im kleinen Becken

› diskogene Störungen mit Segmentbezug

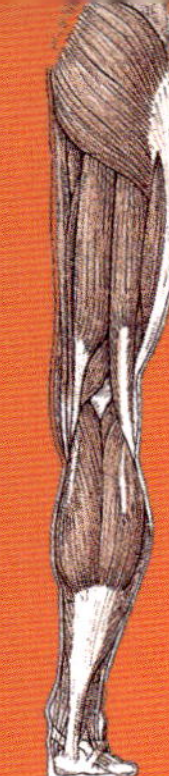



# Behandlung *M. piriformis*

**Tenderpunkt** proximal des *Trochanter major*

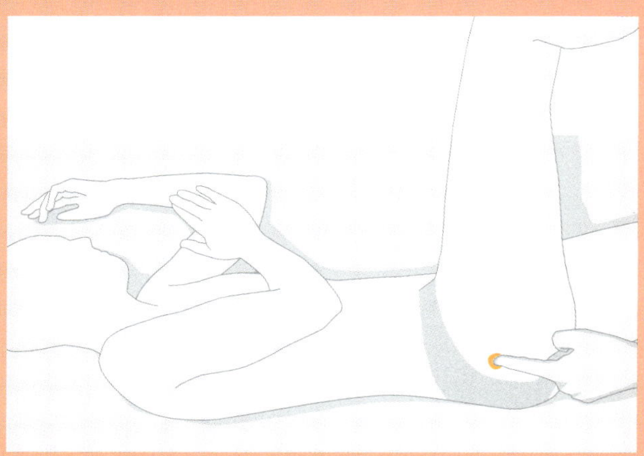

**Patient**

- in Seitenlage, Hüft- und Kniegelenk rechtwinklig gebeugt

**Behandler**

- steht bauchseitig zwischen Bank und gebeugtem Patientenbein mit Blick zum Patientenkopf
- Tenderpunktkontakt mit bankseitiger Hand
- Gegenhand am gebeugten Knie, dabei Unterschenkel zwischen Arm und Rumpf fixiert

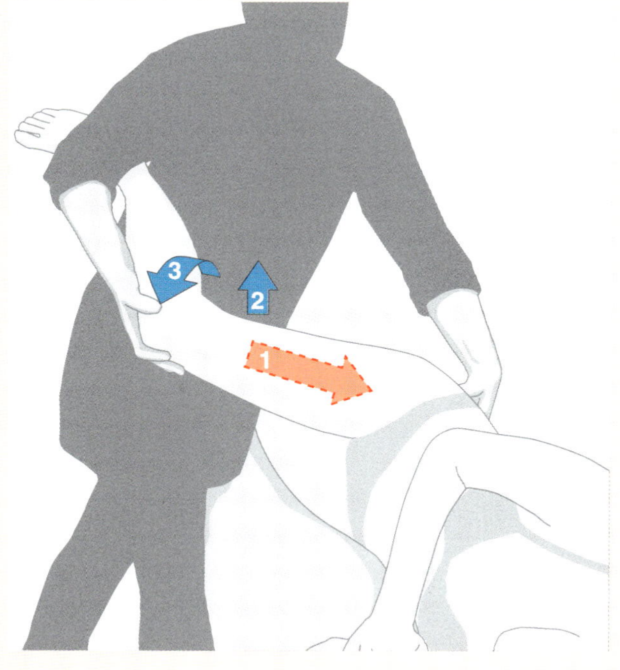


1 Kompression in Oberschenkellängsachse

2 Hüftgelenksabduktion

3 Hüftgelenksinnenrotation

**Positionierungszeit** 10 Sekunden

**Rückführzeit** 10 Sekunden

**Kompression zuletzt auflösen**

**Beispiele klinischer Bezüge:**

- myofasziale Dysbalance
- viszerale Störungen im Unterbauch
- ischialgiformer Schmerz

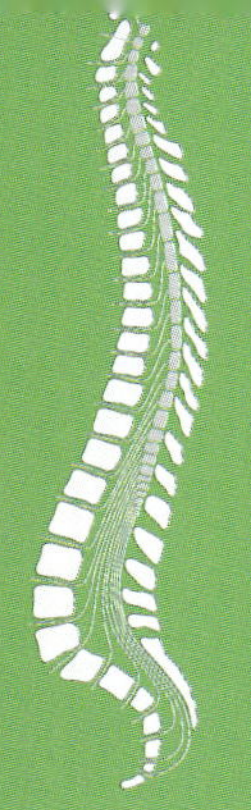

# Behandlung L4 und L5 bei posterioren Tenderpunkten

**Tenderpunkt** über Intervertebralgelenken

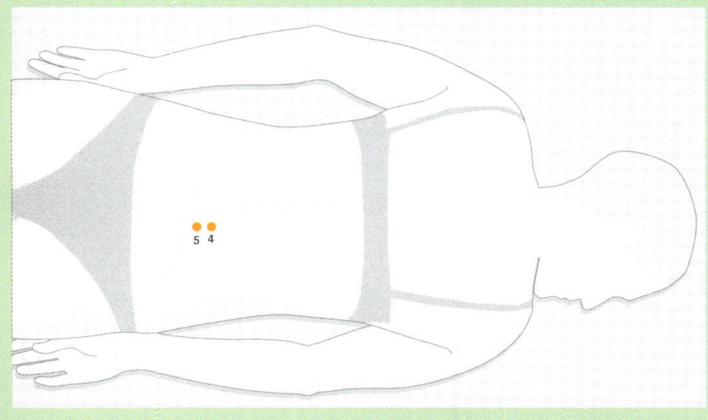


**Patient**

› in Bauchlage

**Behandler**

› auf Gegenseite in Beckenhöhe
› kopfseitige Hand am Tenderpunkt
› fußseitige Hand unter gebeugtem Knie

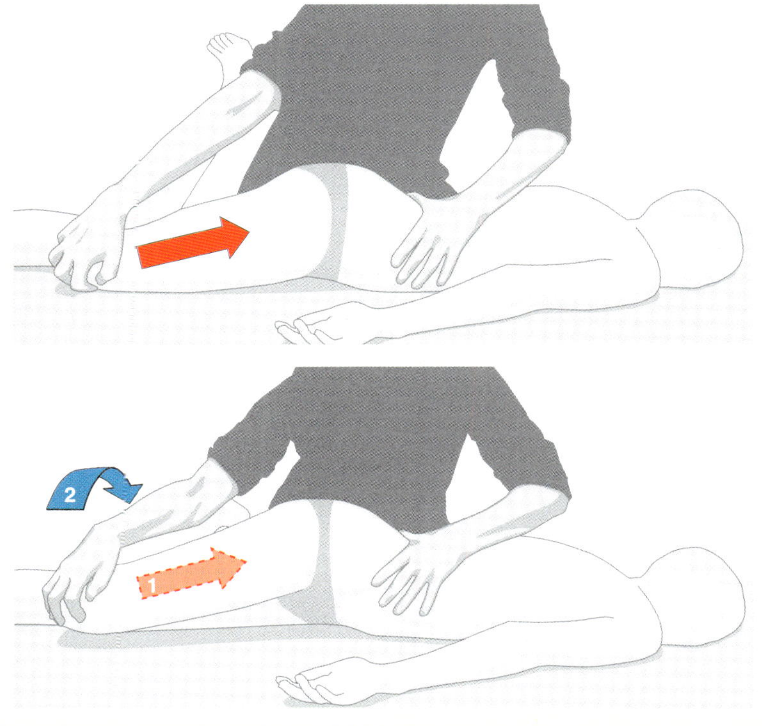


1 Kompression in Oberschenkellängsachse

2 Beinaußenrotation, bis sich Becken hebt

**Positionierungszeit** 10 Sekunden

**Rückführzeit** 10 Sekunden

**Kompression zuletzt auflösen**

**Beispiele klinischer Bezüge:**

› akutes Lumbalsyndrom („Hexenschuss")
› unspezifischer Rückenschmerz
› diskogene Störungen mit Segmentbezug

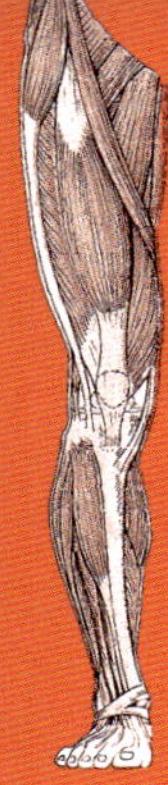



# Behandlung *Mm. adductor longus* und *brevis*

**Tenderpunkt** kaudal vom Leistenband

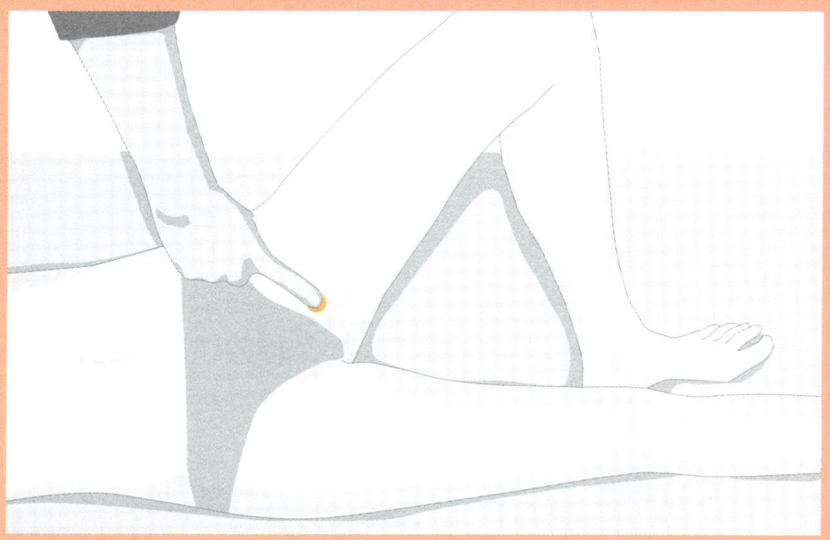

**Patient**

› in Rückenlage

**Behandler**

› steht in Beckenhöhe auf Tenderpunktseite
› Tenderpunktkontakt mit kopfseitiger Hand
› fußseitige Hand von medial an Ferse

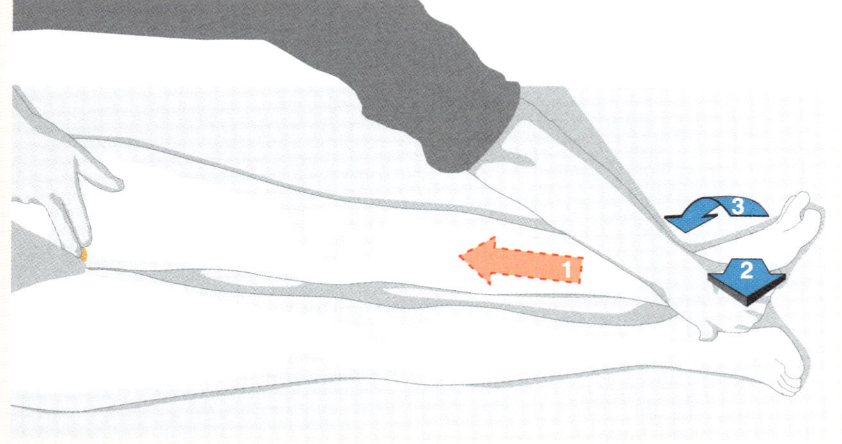


1 Kompression in Beinlängsachse

2 Hüftgelenksadduktion

3 Hüftgelenksaußenrotation

**Positionierungszeit 20 Sekunden**

**Rückführzeit** 10 Sekunden

**Kompression zuletzt auflösen**

**Beispiele klinischer Bezüge:**

› Hüftgelenksstörungen, funktionell und strukturell
› myofasziale Dysbalance

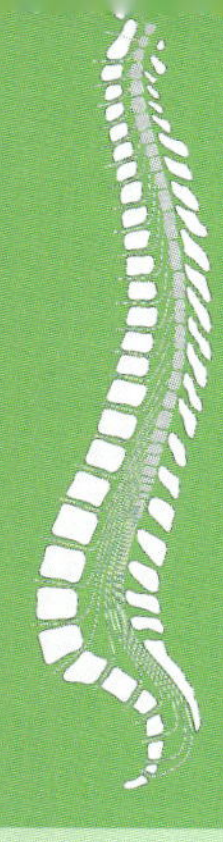



# Behandlung L1–L5 bei anterioren Tenderpunkten

(Technik arbeitet ohne Kompression, deshalb Positionierungszeit 90 Sekunden, Rückführzeit 60 Sekunden)

**Tenderpunkt** im Beckenbereich

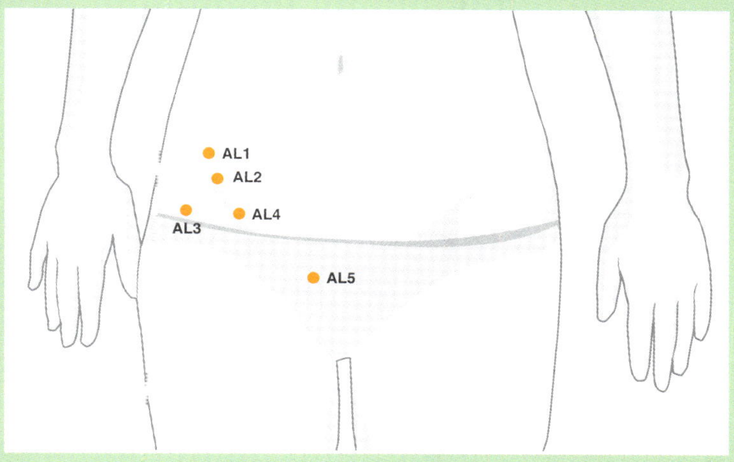


**Patient**

› in Rückenlage, Hüft- und Kniegelenke rechtwinklig, Tenderpunktfuß auf Gegenseite abgelegt

**Behandler**

› steht auf Tenderpunktseite, aufgestelltes Behandlerbein trägt Patientenunterschenkel

› kopfseitige Hand am Punkt

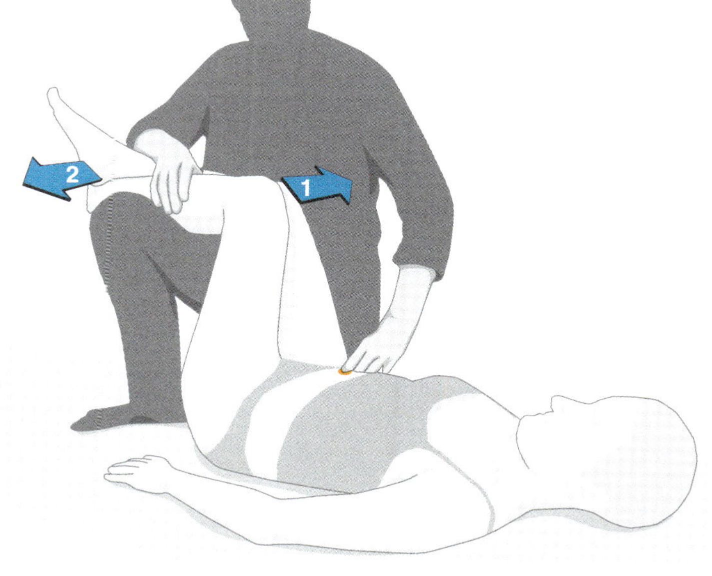


1 Knie zum Behandler hin führen

2 gleichzeitig Fuß vom Behandler weg führen

**Positionierungszeit 90 Sekunden**

**Rückführzeit 60 Sekunden**

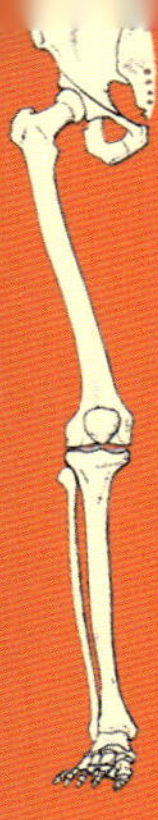



# Behandlung *Trochanter minor*

**Tenderpunkt** über dem *Trochanter minor*

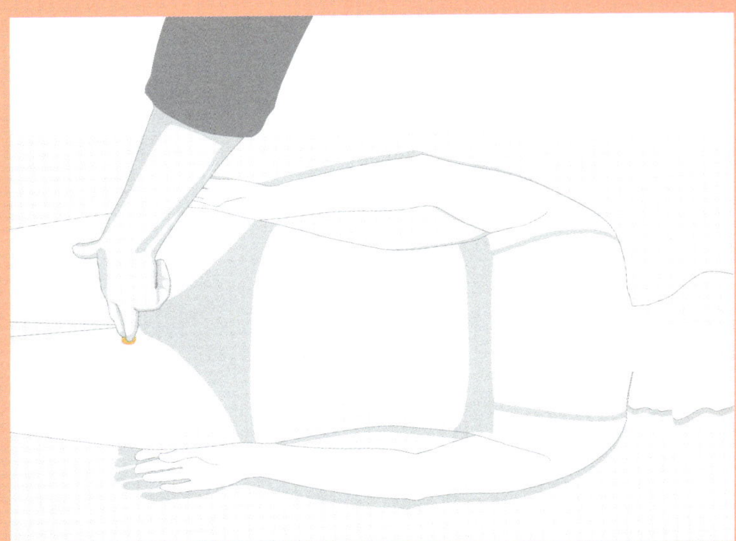

**Patient**
- in Bauchlage

**Behandler**
- steht auf Tenderpunktgegenseite
- Tenderpunktkontakt mit kopfseitiger Hand
- fußseitige Hand am gebeugten Kniegelenk

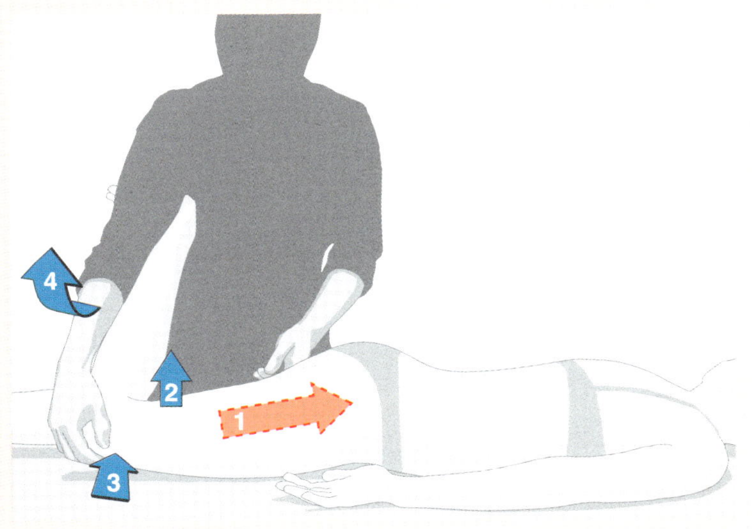


1 Kompression in Oberschenkellängsachse

2 geringe Hüftgelenksextension

3 geringe Hüftgelenksadduktion

4 geringe Hüftgelenksaußenrotation

**Positionierungszeit mindestens 20 Sekunden**

**Rückführzeit** 10 Sekunden

**Kompression zuletzt auflösen**

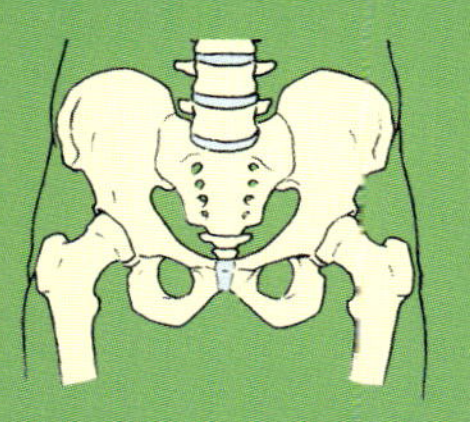

# Behandlung Iliosakralgelenk, oberer Gelenkabschnitt

**Tenderpunkt** kranialer Gelenkspalt

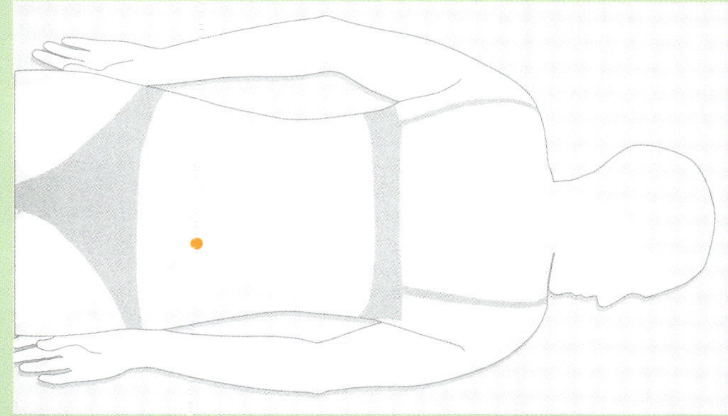

**Patient**
- in Bauchlage

**Behandler**
- steht in Beckenhöhe auf Tenderpunktseite
- Tenderpunktkontakt mit kopfseitigem Daumen
- fußseitige Hand unter gebeugtem Kniegelenk

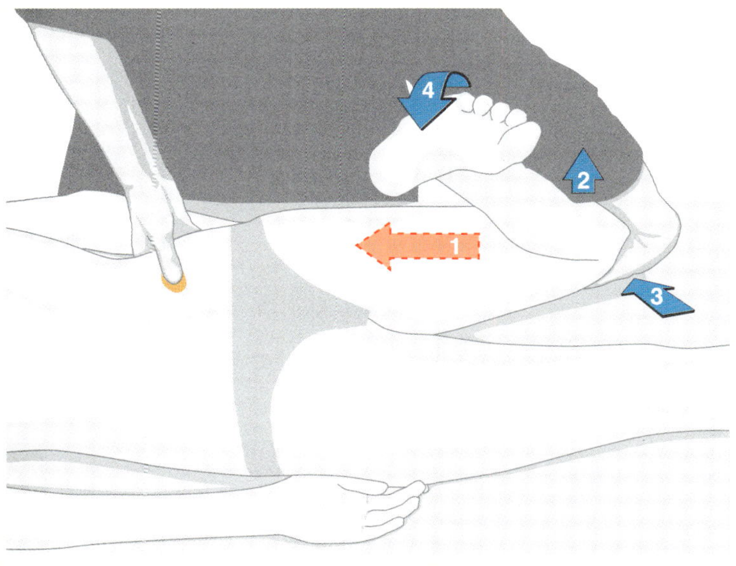


1 Kompression in Oberschenkellängsachse

2 geringe Hüftgelenksextension

3 geringe Hüftgelenksabduktion

4 geringe Hüftgelenksaußenrotation

**Positionierungszeit** 10 Sekunden

**Rückführzeit** 10 Sekunden

**Kompression zuletzt auflösen**

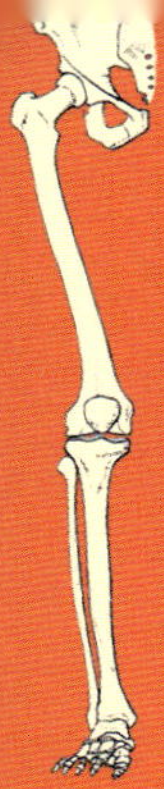

# Behandlung *M. iliacus*

**Tenderpunkt** in Höhe *Spina iliaca anterior superior* an Iliuminnenfläche

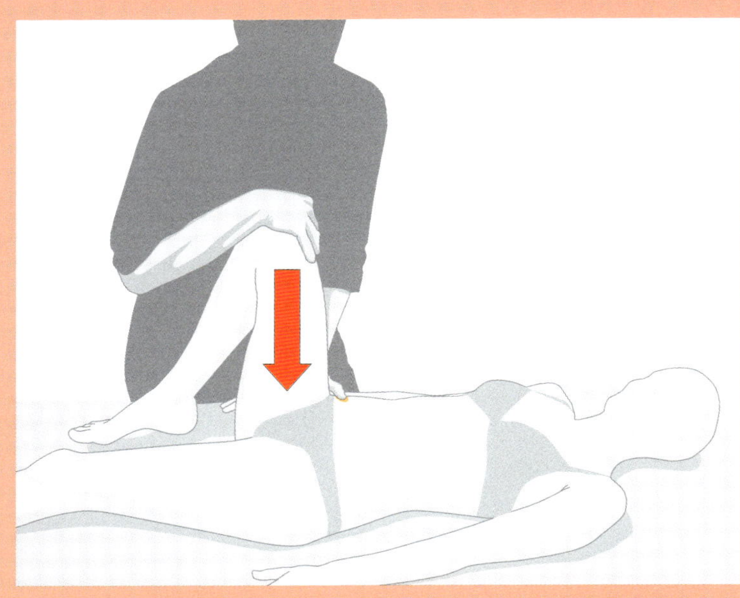

**Patient**
- in Rückenlage, Hüfte rechtwinklig gebeugt, Unterschenkel hängend

**Behandler**
- steht in Beckenhöhe
- Tenderpunktkontakt mit kopfseitiger Hand
- fußseitige Hand auf Patientenknie

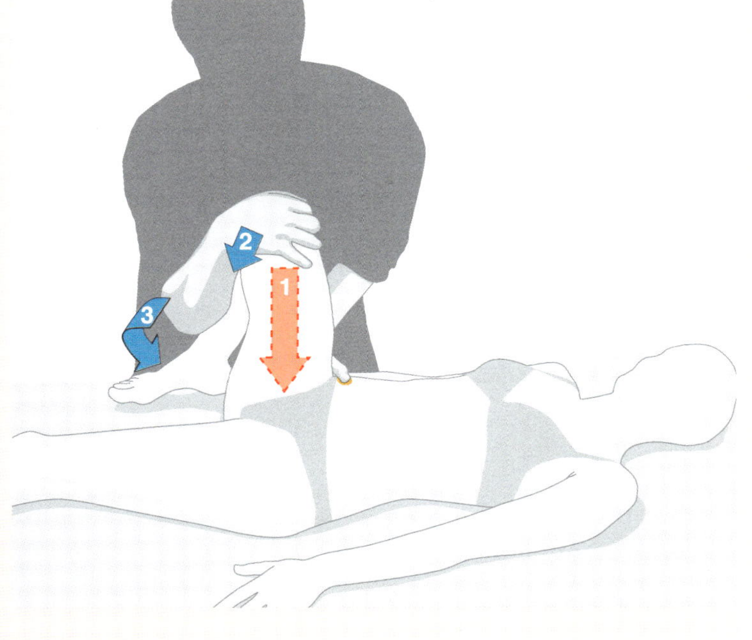


1 Kompression in Oberschenkellängsachse

2 geringe Hüftgelenksadduktion

3 geringe Hüftgelenksinnenrotation

**Positionierungszeit** 10 Sekunden

**Rückführzeit** 10 Sekunden

**Kompression zuletzt auflösen**

**Beispiele klinischer Bezüge:**
- Hüftgelenksstörungen, funktionell und strukturell
- myofasziale Dysbalance
- viszerale Störungen im Unterbauch

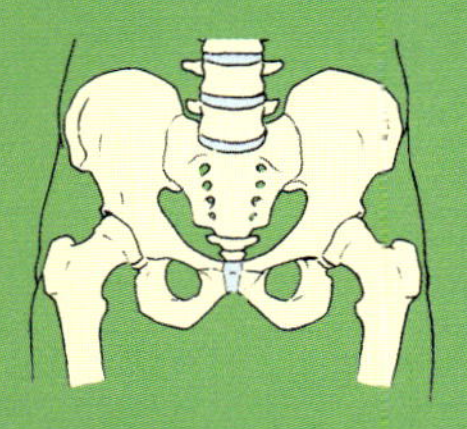

# Behandlung Iliosakralgelenk, unterer Gelenkabschnitt

**Tenderpunkt** in Höhe *Spina iliaca anterior superior* an Iliuminnenfläche

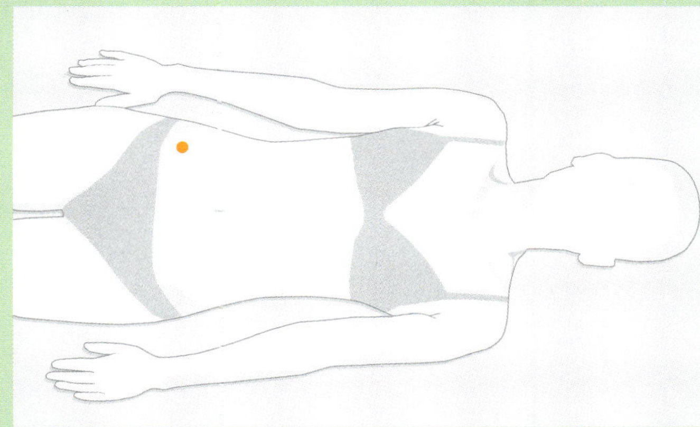

**Patient**

- in Rückenlage,
- Hüfte rechtwinklig gebeugt, Unterschenkel hängend

**Behandler**

- steht in Beckenhöhe
- Tenderpunktkontakt mit kopfseitiger Hand
- fußseitige Hand auf Patientenknie

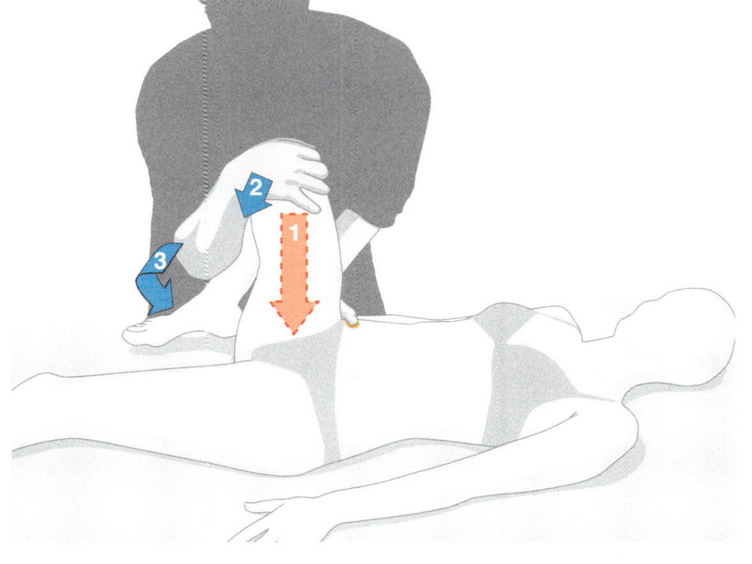


1 Kompression in Oberschenkellängsachse

2 geringe Hüftgelenksadduktion

3 geringe Hüftgelenksinnenrotation

**Positionierungszeit** 10 Sekunden

**Rückführzeit** 10 Sekunden

**Kompression zuletzt auflösen**

**Beispiele klinischer Bezüge:**

- Kettenglied in auf- und absteigenden Störketten
- viszerale Störungen in Unterbauch und kleinem Becken

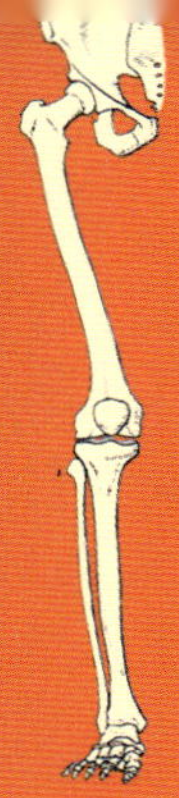

# Behandlung *M. psoas*

**Tenderpunkt** auf Mitte der Verbindungslinie zwischen Nabel und *Spina iliaca anterior superior*

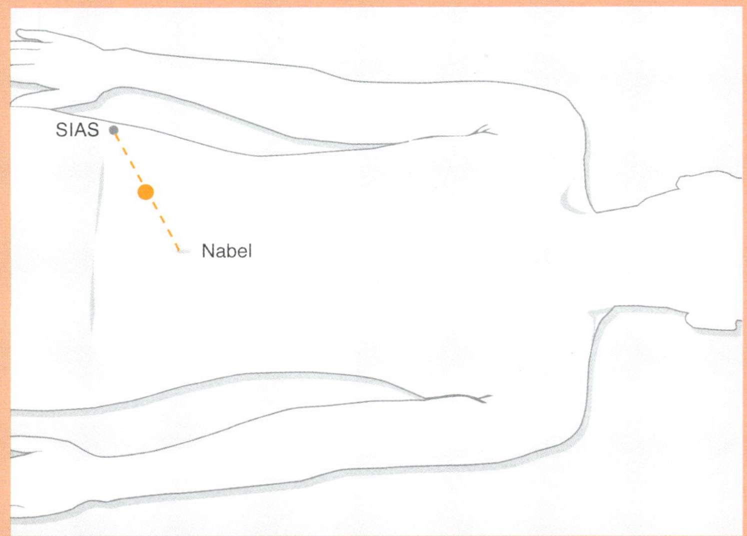


**Patient**
- in Rückenlage

**Behandler**
- steht in Beckenhöhe auf Tenderpunktseite
- kopfseitige Hand am Tenderpunkt
- fußseitige Behandlerellenbeuge in Kniekehle, hängender Unterschenkel
- Variante mit aufgestelltem Behandlerbein

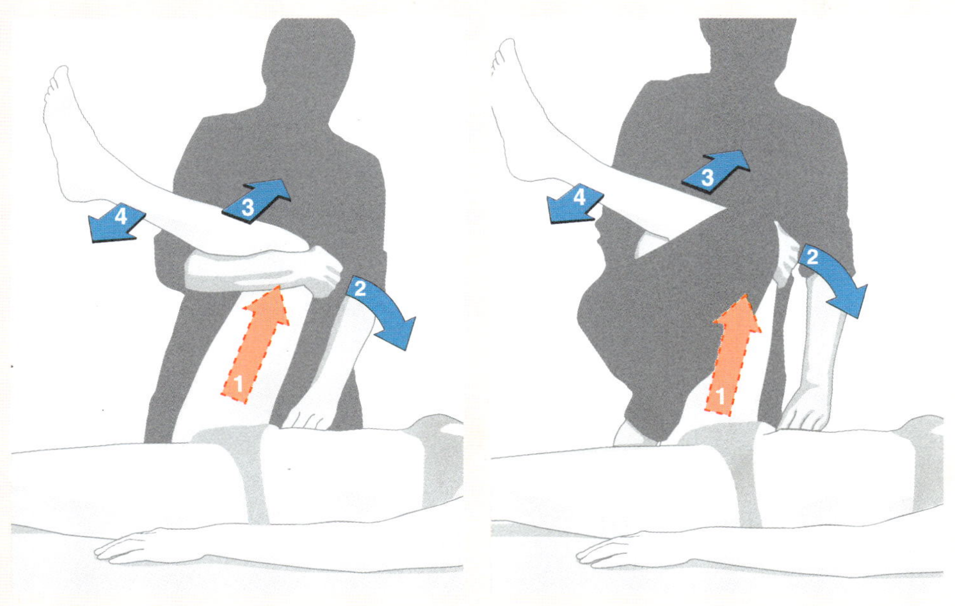


1 bei rechtwinklig gebeugtem Hüftgelenk Zug in Oberschenkellängsachse

2 weitere Hüftgelenksflexion

3 geringe Hüftgelenksabduktion

4 geringe Hüftgelenks-außenrotation

**Positionierungszeit mindestens 20 Sekunden**

**Rückführzeit** 10 Sekunden

**Traktion zuletzt auflösen**

**Beispiele klinischer Bezüge:**
- Hüftgelenksstörungen, funktionell und strukturell
- myofasziale Dysbalance
- viszerale Störungen im Unterbauch